がん細胞から学んだ生き方

「ほっとけ　気にするな」のがん哲学

樋野興夫
順天堂大学名誉教授
新渡戸稲造記念センター長
恵泉女学園理事長

へるす出版

はじめに

筆者が、順天堂大学医学部病理・腫瘍学教授を定年退職後、新渡戸稲造記念センター長を拝命した新渡戸記念中野総合病院の近くにある「へるす出版」の斉藤浩司氏から二〇二一年三月三〇日、「埼玉医科大学総合医療センターの石田秀行先生からご紹介をいただき、メールをさせていただきました。樋野先生が新渡戸記念中野総合病院にご出勤され、ご都合がいいときに、一度、ご挨拶（出版企画に関してのご相談）にうかがえればと思っておりますが、いかがでございますでしょうか。不躾ではございますが、ご検討いただけますと幸いに存じます。」との心温まるメールが届いた。そして、この度の『がん細胞から学んだ生き方〜「ほっとけ 気にするな」のがん哲学』の出版が実現の運びとなった。「ほっとけ 気にするな」は、筆者が作詞した曲のタイトルでもある。本当に、人生の不思議な流れを痛感する日々である。

筆者は病理医として、顕微鏡でがん細胞を覗いてきた。「がん細胞で起こることは、人間社会でも起こる」＝「がん細胞の病理学」と「人間社会の病理学」＝「がん哲学」が、本書の起点である。

目　次

第一章

医療者としての原点

人生を動かす出会い

私は大学受験の折に、京都で一年間の浪人生活を経験しました。父親の妹、つまり叔母が京都に住んでいたので、そこにお世話になって浪人することになりました。

予備校の先生が東京大学の法学部を卒業した方で、戦後初の東京大学総長を務めた政治学者の南原繁《なんばらしげる》の講義を実際に受けていたので、授業中にいろいろな雑談を挟んでくれました。

それまで私は、南原繁のことは名前さえ知りませんでしたが、その先生が話してくれた南原繁の話し方や身のこなしなどを頭のなかで思い描き、勝手に学者の風貌をつくり出していました。このようにして南原繁という政治学者に興味をもつようになります。

そんなある日、「自分の専門外の本を寝る前に三〇分読む習慣を身につけるといいよ。毎朝、顔を洗って歯を磨くように習慣化する。習慣にすることが大事なんだ」と教えてくれました。

早速、私は一〇巻におよぶ『南原繁著作集』（岩波書店）を買って読みはじめます。すぐに南原繁の世界に引き込まれてしまい、就寝前の三〇分どころか、受験勉強もそっちのけで夜を徹して読んだことも少なくありませんでした。

医学部を目指している浪人生が、政治学者の南原繁を読む。この読書が私の人生を豊かにするなどとは、もちろん当時は思いもしませんでしたが、いま考えるとそれこそ人生を左右する大きな出会いだったのです。

南原繁との出会いが私の人生を動かしたとすれば、そのきっかけをつくってくれた予備校の先生との出会いも、とても大きかったわけです。さらにいえば、浪人生活をしていなければ、予備校の先生との出会いはなかったわけで、人との出会いは本当に大切だとつくづく思います。

南原繁を読んでいると「何かをなす（to do）前に、何かであること（to be）をまず考えよというのが、新渡戸稲造《にとべいなぞう》先生のいちばん大事な教えだったと思います」という文章に出会いました。この言葉に感動した私は、「南原繁が尊敬する新渡戸稲造って、どんな人なんだろう」と気になります。そして「明治、大正、昭和を通じて、これほど深い教養をもった先生はなかったといってよい」という南原繁の言葉に背中を押されて、新渡戸稲造の書籍も読むようになりました。

さらに南原繁は内村鑑三《うちむらかんぞう》というキリスト教思想家の影響も強く受けていました。新渡戸稲造と内村鑑三は、札幌農学校時代の同級生で、二人にキリスト者という共通点はあったものの、学問の考え方や人生哲学は異なります。若かった私は二人に非常に興味をもち、内村鑑三の書籍も購入しました。

このように読み進めていくと、新渡戸稲造と内村鑑三に影響を受けた経済学者の矢内原《やないはら》忠雄《ただお》にも出会います。

南原繁は政治学者、新渡戸稲造は農政学者、内村鑑三はキリスト教思想家、矢内原忠雄は経済学者。いま考えると医学系の人物がいなかったことが良かったと思います。なぜなら、専門分野以外との出会いが、いかに人生を豊かにするかを学ぶことができたからです。

とはいっても、医学の先人との出会いがなかったかといえば、そんなことはありません。病理の道を歩きはじめた頃、癌研究所で指導をしてくれた菅野晴夫《すがのはるお》先生が吉田富三《よしだとみぞう》の愛弟《まなで》子《し》で、菅野晴夫先生から吉田富三の話を聞く機会に恵まれました。

吉田富三の書籍も読むようになったのはいうまでもありません。吉田富三との出会いによって、さらに私は病理学の世界にのめり込むのです。

つけ加えれば、菅野晴夫先生は南原繁が東京大学の総長を務めていたときの医学部の学生で、菅野晴夫先生からも南原繁の風貌や人となりを直接聞くことができました。

このように関連性をもって読書をしてきた私ですが、これはほかの人にも勧めたい読書法です。なぜならこの読書法のおかげで、私は人の意見に左右されない性格になったからです。

若き日に出会った先人たちの思想や生き方、そして言葉の数々が、後に立ち上げる「がん哲学外来」の種子になっていることは、当時の私には知る由もありませんでしたが。

背中に温かい視線を感じて

私は島根県の鵜峠《うど》という小さな漁村に生まれて育ちました。当時は島根県簸川《ひかわ》郡大社町鵜峠といい、いまは出雲市に統合されて島根県出雲市大社町鵜峠になりました。

出雲大社から八キロほど島根半島へ進み、山を越えて日本海側に行ったところに鵜峠と鷺浦《さぎうら》という二つの集落があります。鵜峠と鷺浦は合わせて「鵜鷺《うさぎ》地区」と呼ばれ、昭和二六年に大社町になるまでは鵜鷺村だったので、学校名などに「鵜鷺」が残っていました。

現在の鵜峠は人口約五〇人で村の六〇パーセントが空き家です。私が育った頃もいまも無医村で、人口は年々減少しています。

子どもの頃、村にはこれといった娯楽がなかったので、丘の上に一人で座って虫や草をいじっていたという記憶があります。それでも夏休みには友だちと海で泳いだり、自然が豊かだったので退屈することはありませんでした。

そういうなかで鮮明に覚えていることがあります。一人で海に向かって石を投げて遊んでいると、いつも顔ぐらいしか知らないような村のおじいさんが、三〇メートルぐらい離れたところに黙って腰をおろしているのです。

子どもだった私は、背中におじいさんの視線を感じながら、言葉を交わすこともなく遊んでいる。きっとおじいさんは、子どもが波にもっていかれないように見守ってくれていたのでしょう。知り合いかどうかに関わらず、気にかける意識が村にあったのだと思います。私は子ども心に「誰かが見ていてくれるだけで、人は安心する」ことを学びました。

他人が距離感を保って、そっと温かく心配してくれるやすらぎ。こういうやすらぎを誰かに与えることが人生だということを小さな漁村が教えてくれたのです。この教えが現在の「がん哲学外来」の方針につながっています。

だから、もし私が都会で生まれ育ったシティボーイだったら、鵜峠の経験がなければ、「がん哲学外来」の存在はなかったかもしれません。

子どもの頃の思い出と浪人時代にはじめた読書、そして病理医としての経験が結びついて、「がん哲学外来」が生まれました。人生は人との出会い、その連続性でできていると私は考えています。

因幡の白兎が教えるもの

日本最古の歴史書『古事記』には、物語「因幡《いなば》の白兎」が収録されています。私の故郷の近くに位置する出雲大社の参道脇に、「因幡の白兎」に登場する大国主命《おおくにぬしのみこと》と兎の像が建てられています。「因幡の白兎」のストーリーをおさらいしましょう。

八十神《やそがみ》という神様の兄弟が歩いていると、毛をむしられて泣いている兎がいました。神様たちは面白がって、「海水をかぶって、風と日光を浴びれば治るよ」と教えます。その言葉に従った兎の痛みはひどくなるばかりです。そこに大国主命が通りかかって兎に声をかけました。

兎は「隠岐島《おきのしま》にいた私は、この因幡国に来てみたいと思っていましたが、海を渡ることができません。そこで鰐鮫《わにざめ》に『どれだけ仲間がいるか数えてあげよう』と声をかけて、鰐鮫を隠岐島から因幡国に並べました。そして並んだ鰐鮫の背中の上を渡って、因幡の国に来ることができたのです。だけど最後の一匹の背中の上で『お前たちはだまされたのさ』

と笑ったら、怒った鰐鮫に毛をむしられてしまったのです」と泣きながら話しました。すると大国主命は兎の怪我を治してくれました。

この物語には、病気や怪我は間違った治療をすると悪化し、正しい治療をすると治るという現代医療にも通じる教訓を含んでいます。これは的確治療といいますが、大国主命は兎に的確治療をしたのです。

また、鰐鮫をだました兎を見捨てずに治療をした点にも興味を惹かれます。約一三〇〇年前につくられた物語は、「誰に対しても公平な医療を提供する」という医療従事者の基本精神を伝えています。相手が殺人犯でも治療をする。それが医師というものです。

故郷をメディカルヴィレッジに

故郷の鵜峠は無医村だったので、幼い私が熱を出すと母親が背負ってトンネルを越えて、隣の鷺浦にある診療所まで連れていってくれたものです。背中越しに母親のぬくもりを感じながら、三歳の私は「医者になろう」と思いました。

そして医師になった私は、島根県知事から遣島使という称号をもらいました。遣島使は七世紀から九世紀にかけて日本と唐の交流に尽力した遣唐使にあやかったものです。島根県と全国の掛け橋になる役割を担っています。

遺島使の私は医師の立場で、鵜峠が抱える問題を考えました。六〇パーセントの空き家を有効活用できないものかと考えた結果、医療村という結論に達します。

これは空き家の再利用という単純なものではありません。「一人の人間を治療するためには一つの村が必要である」という着想で、メディカルヴィレッジと呼ばれる癒される場所をつくるというものです。

がん患者が安心して暮らすことができる場所をつくり、そこでがん患者のケアを行う。それがメディカルヴィレッジです。

鵜峠は空気と水がきれいなのんびりした村です。患者に最適の環境といえます。もちろんがん患者だけでなく、家族や友人をはじめ患者を支援する医療従事者にとっても安心できる場所になるでしょう。

鵜峠がきっかけでメディカルヴィレッジが広く認知されれば、現代医療の隙間を埋める場として、全国に展開されるでしょう。生まれ故郷をそんな医療地域の先駆けにすることが、私の夢なのです。

畳一枚ほどの墓

ここでは私が影響を受けた南原繁・新渡戸稲造・内村鑑三・矢内原忠雄・吉田富三の経歴を簡単に紹介しましょう。

南原繁（一八八九〜一九七四）は、香川県出身の政治学者、東京大学総長（一九四五〜一九五一［南原繁の次の総長が矢内原忠雄］）。無教会主義キリスト者で、プラトンやカント、フィヒテなどを研究し政治哲学を追求して、国体という擬似宗教を批判する。

第一高等学校に入学し、そのとき校長を務めていた新渡戸稲造と出会う。また高等学校時代に内村鑑三にも出会う。そして、東京帝国大学の法学部政治学科を卒業後、内務省に入省するが退職し、東京帝国大学法学部の助教授に就任する。その後ヨーロッパに留学して、東京帝国大学の教授に就いて政治学史を研究する。一九四五年三月に東京帝国大学の法学部長に就任し、終戦工作に携わる。

戦後、東京大学総長に就任する。そして、教育刷新委員会の委員長として教育改革や学問の自由を訴える。また、サンフランシスコ講和条約では全面講和論を展開して、吉田茂首相から「曲学阿世《きょくがくあせい》の徒」と非難される。

一九四九年、GHQ民間情報教育局のイールズ顧問が「大学教授から共産主義者を排除すべき」と演説し、これに対して学問の自由の立場から反対を表明する。

東京大学出版会の創設にも尽力し、アララギ派の歌人としても知られた。一九六七年には宮中歌会始の召人《めしうど》を務める。


新渡戸稲造（一八六二〜一九三三）は、現在の岩手県出身の教育者、農業経済学者、思想家。「太平洋の橋たらん」という思いから、国際的日本人として世界平和と日本開明のために貢献した。

札幌農学校に入学し、クラーク教頭に導かれてキリスト教に入信する。札幌農学校では内村鑑三が同期だった。

札幌農学校予科の教授を経て、欧米に留学し帰国後、札幌農学校の教授に就任する。しかし体調を崩して休職し、アメリカのカリフォルニア州で療養生活を送る。このとき書籍『武士道』を英文で発表する（一八九九年）。セオドア・ルーズベルト大統領も絶賛した同書は、ドイツ語やフランス語などでも翻訳されてベストセラーになる。

台湾総督府技師などを経て、京都帝国大学や東京帝国大学の教授を務める。一九二〇年から一九二六年にかけてスイスのジュネーブで国際連盟事務局の次長を務め、帰国後は貴族院議員に選出される。東京女子大学の初代学長に就任するなど女性の教育にも尽力した。一九三三年、カナダのバンフで開催された太平洋会議に日本代表の委員長として出席したが、会議終了後に倒れビクトリアで客死する。一九八四年から二〇〇七年まで五千円札の肖像になった。

内村鑑三（一八六一～一九三〇）は、群馬県出身のキリスト教思想家、教育者、文学者。無教会主義を提唱して非戦論を主張した。

札幌農学校の第二期生として入学し洗礼を受ける。同級生に新渡戸稲造がいた。卒業後、北海道開拓使の御用掛などを経てアメリカに留学する。帰国後、新潟県の北越学館の教師に赴任する。北越学館は県内初のキリスト教の私立男子校だったが、経営方針をめぐって学校側と対立する。対立は生徒も巻き込み辞任する。

その後、第一高等中学校の嘱託教員になる。しかし、教育勅語奉読式で明治天皇の署名に深く礼をしなかった。これを不敬事件としてマスコミが批判する（内村鑑三不敬事件）。

不敬事件はキリスト教と国体の問題に進展し辞職する。内村鑑三とともに批判を受けた加《か》寿子《ずこ》夫人は、病いや疲労などで死去したといわれている。

不敬事件で教員の道を閉ざされ、伝道者の活動をはじめる。一九〇一年、足尾銅山の鉱毒の反対運動に参加し、さらに幸徳秋水らと社会改良団体「理想団」を結成した。そして、日露戦争の開戦時には非戦論を主張する。

なお、一八九四年に発表した著書『代表的日本人』は英文によるもので、中江藤樹や上杉鷹山をはじめ、日蓮、西郷隆盛、二宮尊徳を通じて、日本と日本人の価値を西欧世界に紹介した。

矢内原忠雄（一八九三〜一九六一）は、愛媛県出身の無教会主義キリスト者、経済学者、植民政策学者。南原繁の次に東京大学総長に就任する。

入学した神戸中学校の鶴崎久米一校長は、札幌農学校出身で新渡戸稲造と同期だった。第一高等学校に進学すると、鶴崎久米一の影響もあって、新渡戸稲造と内村鑑三に没頭する。

東京帝国大学法科大学の政治学科を卒業後、住友総本店に入社するが、一九二〇年、東京帝国大学の経済学部の助教授に就く。

欧米留学後、教授に就任し植民地政策を研究する。著書『帝国主義下の台湾』は、台湾の自由を提唱し、台湾の人々に賞賛されるが販売禁止になる。盧溝橋《ろこうきょう》事件の直後には「国民から批判が出るべき」とする評論を発表、南京事件に対しては「日本の理想を生かすために、ひとまずこの国を葬ってください」と発言し、東京帝国大学の教授を辞任する（矢内原事件）。

執筆活動やキリスト教に基づく平和主義を説き続け、敗戦後の一九四五年には東京帝国大学経済学部に復職し、一九五一年、南原繁の後任として東京大学総長に選出される。

吉田富三（一九〇三〜一九七三）は、福島県出身の病理学者。ラットの肝臓に人工的にがんをつくる実験に成功する。

東京府立一中学（現・東京都立日比谷高等学校）を受験するが、方言による劣等感から口頭試問で不合格になり、この経験が後に国語審議会委員の就任につながる。

東京帝国大学の医学部を卒業、病理学教室の副手を経て佐々木研究所に入所し、佐々木隆興（一八七八〜一九六六）の指導を受けて、一九二九年にはラットを使用した実験で、世界で初めて肝臓がんの生成に成功した。

欧米留学を経て、長崎医科大学の教授に就任する。一九四三年、シロネズミの腹水内で増殖する肉腫《にくしゅ》細胞を発見して「吉田肉腫」と命名される。翌年には東北帝国大学に移り、シロネズミの悪性腫瘍を発表する。さらに一九五一年にはラットによる腹水肝がんを発見した。

その後、東京大学の教授や佐々木研究所の所長、国語審議会の委員を務める。一九六三年、癌研究会癌研究所（現・がん研究会がん研究所）の所長に就任し、東京の国際癌学会の会長も務めた。

私は疲れると多磨霊園を散歩します。多磨霊園には南原繁や新渡戸稲造、内村鑑三、矢内原忠雄の墓があります。

散歩をしながら、内村鑑三の「我々には畳一枚ほどの墓しか残らない」という言葉をつぶやいてみます。大いなる人物の収穫物は、存命中に実ったものだけではありません。つまり後世に生まれた私たちは、彼らの残したものを温故《おんこ》し創新《そうしん》して、現代に役立たせなければなりません。そんなことを多磨霊園の散歩で再確認するのです。

首尾一貫する大切さ

ここからは南原繁や新渡戸稲造、内村鑑三、矢内原忠雄、吉田富三が残した言葉などを用いて、私が普段感じていることを綴っていきたいと思います。なお、引用文は基本的に要約であり、表記も現在使用されているものに置き換えました。

南原繁、新渡戸稲造、内村鑑三、矢内原忠雄、吉田富三は、みんな大きな愛情と大きなスケールをもった人間です。人生の基軸がしっかりしているところに、とても魅力を感じます。彼らは明治以降の日本が、世界に誇れる人物だと私は信じています。

新渡戸稲造の著書『武士道』は、侍の心構えではなく日本人の心構えを述べたものです。農学者が武士を題名に使って日本人の心を書いたというわけです。新渡戸稲造のような国際人が武士を持ち出したところにも意外性を感じます。意外性が幾重にも重なったからこそ、『武士道』は魅力的な内容になったのでしょう。意外性はその人物や作品に普遍的な力を与えるのです。

教養と国際性を備えていた。これが新渡戸稲造の素晴らしいところです。現在、国際化・

グローバル化という言葉があふれていますが、世界を知らずに日本を語る日本人がいかに多いことか。日本を知らずに世界だけを見て日本を語る日本人がいかに多いことか。新渡戸稲造は日本も世界も理解して、そのうえで日本の特徴を語りました。純度の高い専門性と社会的包容力をもっているのが新渡戸稲造なのです。

南原繁の「これほど深い教養をもった先生はなかった」という言葉を前述しましたが、私の知るかぎりでも、新渡戸稲造ほど国際感覚をもった日本人はいまだにいません。

いまの大学生は新渡戸稲造や内村鑑三のことは名前程度しか知りません。しかし、私が講義で彼らの言葉や思想、風貌を紹介すると一人ぐらいの学生は興味を示して、「本を読んでみよう」といいます。

名前しか知らなくても、不思議なことに彼ら五人に悪い先入観をもっている大学生はいません。どうして悪い印象がないのでしょうか。私は彼らの主張や行動が首尾一貫しているからではないかと思います。

主張や行動が揺れるというのは筋が通っていないということなので、こういう人は大きな実績を残しても、イメージは悪いものです。私は五人から、人は首尾一貫していなければならないということも学びました。

新渡戸稲造の『桃太郎』

新渡戸稲造が雑誌の執筆や講演の依頼を受けるようになると、「専門以外の仕事をするとは、何事か」と批判を受けましたが、新渡戸稲造は理想と確信をもって陣営の外に出ていきます。

物語『桃太郎』に対する新渡戸稲造の解説は興味深いものがあります。桃太郎が犬と雉と猿をお供にしたことに注目して、著書『世渡りの道』のなかで「桃太郎に器量があったからこそ、犬猿の仲の犬と猿、そして雉というまとまるはずのない三者を最高の運命共同体にすることができた。人は性質の異なった者を受け入れるだけの雅量をもたなければならない」と提言しています。この言葉は、好き嫌いで仲間や部下を集めたり排除する自称リーダーへの警告でもあります。

ところで内村鑑三は「人生は楕円形であるべき」と語っています。楕円形を生体に当てはめると、交感神経と副交感神経、細胞内のがん遺伝子とがん抑制遺伝子の関係になります。人間社会にとっても生体システムにとっても、二方面の連携は欠かすことができないのです。

人生は開いた扇

吉田富三は「大観し要約して真理のある方向を示し、混乱のなかに一道の正路を見いだすことの天才であった」と病理学の父ルドルフ・フィルヒョウ（一八二一〜一九〇二）を評しました。

フィルヒョウには病理学者以外に政治家や編集者、人類学者などの肩書きがあります。日本人には専門をしぼらずに活動することを良しとしない傾向がありますが、吉田富三は「科学者とか文学者とか政治家という区別は、方便でありただのプロセスで、人間最後には一つの同じ目標に向かって進まねばならぬ」と語っています。

「人生はすべて小さくはじまって確実に広がっていく。人生は開いた扇のようである。出発は小さく、そして大きくなっていくのである」は新渡戸稲造の言葉です。

扇の要《かなめ》から中骨を通って扇面に広がりながら進む。これが新渡戸稲造のイメージする人生です。七五三の写真撮影で子どもは扇子をもちますが、これは「我が子の人生は扇のごとく開くように」という親の願いなのでしょう。

新渡戸稲造の扇のたとえから、私は多段階発がんにおける起始・過程・大成（臨床がん）

を連想します。人生にとって起始（扇の要）での出会いは重要です。良い人に出会うか悪い人に出会うかで、その後の人生は大きく変わります。がん細胞は大きくなるか抑えられるか、周囲の正常細胞によって、がん化が進むか消滅するか運命は左右します。

ちなみに、新渡戸稲造は『武士道』で「我を生みしは父母である。我を人たらしむは師である」と語っています。出会いの重要性を再認識させられる言葉です。

ノーベル賞受賞者数のノルマ

第二期および第三期科学技術基本計画（二〇〇一～二〇一〇）には、「五〇年間にノーベル賞受賞者三〇人程度」という目標が掲げられていました。

このような目標は今後もいろいろなところで提示されると思いますが、是非を議論するとき、矢内原忠雄の「政治で歪められない科学する心」や新渡戸稲造の「虫が虫の生態現象を、その住家である泥の立場からだけ論じる場合、それが学問と呼ばれます。しかし、向上心のある虫が空に浮かぶ雲の立場から虫の生態を考察するとたん、学問という形容詞はつかないのです」という言葉が基軸になると思っています。

それでもノーベル賞受賞者数にノルマを課すなら、ノーベル賞水準の学者と若い学者の出会いの場をできるかぎり増やしてもらいたいものです。

一八九八年、新渡戸稲造は恵泉女学園創立者の河井道先生に「日本にも偉い人はいます。しかし祭り上げられています。ところがアメリカでは台所に、学校に、人生のあらゆるありふれた路上で見つけられるのです。日本では偉い人物というものを地位の高い人とか、家柄の良い人とか、大学者だけのなかに探す傾向があります。実に素晴らしい人たちが、見落とされていることがよくあるのです」と語りました。残念なことに、それから一〇〇年以上経っても日本人の意識は一向に変わっていません。

このように日本人の意識や研究環境を見渡していると、現在の学者に必要なものは、吉田富三の「自分のオリジナルで流行をつくれ」であり、内村鑑三の「なくても良いものに縛られない勇ましい高尚な生涯」だと痛切に感じるのです。

タブーになった尊敬する人物

時代の変化を受けて、最近では大学入試の面接試験で尊敬する人物をたずねることはありません。この質問はタブーなのです。なぜなら尊敬する人物の質問は、思想や信条に関わるものであり、合否を決める入学試験でたずねる必要のないものだからだそうです。

面接試験でたずねるか否かはともかく、このような流れから「尊敬する人物」という視点そのものが風化するのではないかと心配です。なぜなら人生は、尊敬できる人物との出会いで大きく変化するからです。

良い先生・良き友・良い読書。これが私の人生邂逅《かいこう》の三大法則です。どの出会いにしても、リアルタイムで影響が現れるケースだけでなく、二〇年後や三〇年後に影響が出てくることは珍しくありません。がんも芽生えてから臨床がんになるまで、何年もの時間を必要とします。

要するに幸いも禍いも、現象が現れたときが発生時ではないのです。とくに禍《わざわ》いの原因は、遥か昔に芽吹いているのです。

国際人と肝臓の特徴

二〇〇三年のイラク戦争後、国際連合や日本のあり方が盛んに議論されました。当時の私は「いまこそ、平和外交のステーツマン新渡戸稲造、そしてがん学の吉田富三の出番だ」などと思ったものです。

次の吉田富三の言葉は、病理学だけでなく戦争を考えるうえでも参考になるものです

（カッコ内は筆者）。

「原因といわれる作用がどんなに強くても、受け入れ態勢がなければ病気（戦争）は実現しない。多くの場合、原因だけが前面に押し出されて、同じ比重をもつ受け入れ側は、とかく忘れがちである。がん（戦争）の対策も同じである。できてしまったがん（戦争）の治療であるが、究極は予防である」

たとえば日本に戦争の危機が生じたとして、日本だけに目を向けても答えは出ません。相手国をはじめ両国に親密な国々、歴史的・経済的な背景など、あらゆる要素から考察しなければなりません。そして考察するには国際的感覚が必要です。

国際的感覚とはどのようなものでしょうか。新渡戸稲造に重ね合わせて考えてみると、幅の広さ・弾力性に富む思考力・洞察と識見のひらめき・示唆的な視点などが挙げられます。

これら国際人の要素は、肝臓の特徴に通じるものがあります。肝臓の特徴は、正常時の穏やかさ・強い再生力・異物に寛容・解毒や代謝作用などで、このような共通点はとても興味深いものがあります。

この共通点から、私は「日本が肝臓のようになったら、世界から尊敬される国になる」と考えて「日本肝臓論」と名づけました。

真の国際人と「温故創新」

原田明夫検事総長は、新渡戸稲造に学ぶ国際人の定義として、賢明な寛容・行動よりも静思・有利不利を超えた理念・実例と実行を挙げています。

新渡戸稲造は「太平洋の橋たらん」の信念のもと、国際連盟の事務次長（一九二〇～一九二六）と太平洋問題調査会の理事長（一九二九～一九三三）を務めました。

国際連盟ではバルト海のオーランド諸島帰属問題の解決に尽力し、さらに知的協力委員会を構成して自ら事務局責任者に就き、アインシュタインやキュリー夫人など錚々たるメンバー一二名で運営しました。

知的協力委員会において新渡戸稲造は、国際連盟の枠を超えて世界トップレベルの科学者や哲学者を集めて、文化の力で平和を維持しようとしたのです。この発想は特筆すべきものです。まさに吉田富三のいう「自分のオリジナルで流行をつくれ」の実践で、新渡戸稲造こそが真の国際人です。

ところで新渡戸稲造は「小国の大人物」という言葉を残しています。人の目を気にしながら、自分の道を決めかねている現代の日本人には、温故知新ならぬ「温故創新」してほしい言葉です。

温故知新は昔のことを研究して、そこから新しい知識などを見つけ出すことで、「温故創新」は昔のことを研究して、そこから新しい考え方などを創り出すことです。「温故創新」は私の造語です。

当時、医療問題が議論されるなかで、吉田富三は「医者自らが問題提起することが重要であり、意見だけ述べて動かない評論家に終わってはならない」と指摘しました。現代の医療業界においても的を射た意見です。私たち医療従事者は、この言葉から「温故創新」しなければなりません。

「温故創新」をするとき、そこには悠々とした気持ちが必要です。悠々とは菅野晴夫先生の言葉を借りれば、「世の流行廃り《はやりすた》に一喜一憂せずあくせくしない態度」「軽やかに、そしてものを楽しむこと」「学には限りないことをよく知っていて、新しいことにも、自分の知らないことにも謙虚で常に前に向かって努力すること」です。

デンマークの哲学者セーレン・キェルケゴール（一八一三〜一八五五）は、「我々は前方に向かって生き、後方に向かって理解する」といっています。悠々とした気持ちで先人の言葉を受け止めることができれば、「温故創新」はそれほど難しいことではないと思うのです。

そういう知識の程度、そういう教養の程度

一九三七年七月に起きた盧溝橋事件の直後、東京帝国大学の矢内原忠雄教授は、雑誌『中央公論』に「国家の理想」と題する評論を寄稿しました。「現実国家の行動態度の混迷するとき、国家の理想を思い、現実国家の狂するとき、理想の国家を思う」ではじまる「国家の理想」は、発売直後に当局から削除処分を受けました。この処分に対して、東京帝国大学の長與又郎《ながよまたお》総長と木戸幸一文部大臣は、学問の自由の立場から矢内原忠雄の主張を擁護します。

また、同年八月に行われた南京大虐殺に関する論考を、矢内原忠雄は個人雑誌『通信』に掲載しました。その文章の「日本の理想を生かすために一先ずこの国を葬ってください」という結びの一文も問題になります。ここで長與又郎と木戸幸一は、矢内原忠雄を擁護できなくなりました。

盧溝橋事件をきっかけに日中戦争が勃発したので、長與又郎と木戸幸一は情勢を考えて「泣いて馬謖《ばしょく》を斬る」心境だったのでしょう。

南原繁は「長興と木戸にとって『日本国滅びよ』の一句は戦争中にいうべからざることである。もう弁解の余地はないというんですね。そういう知識の程度、そういう教養の程度なんだな」と二人を評価しました。

結果的に事実上追放されるかたちで、矢内原忠雄は東京帝国大学の辞任を余儀なくされます。一九三七年一二月二日、矢内原忠雄の最後の講義が行われました。

「学問本来の使命は実行家の実行に対する批判であり、常に現実政策に追随してチンドン屋を務めることではない」「現実の表面、言葉の表面を超えたところの学問的真実さ、人格的真実さ、かかる真実をもつ学生を養成するのが大学の使命である」と教育と学者の原点を学生に語りかけました。

これがいわゆる矢内原事件です。矢内原事件によって当時の教育者たちは、学問的真実さと人格的真実さを問われることになります。

行き詰まる日本と世界の打開策

「教養ある人間とは、自分のあらゆる行動に普遍性の烙印を押すことであり、自己の特殊性を放棄して普遍的な原則に従って行動する人間のことである。それは人間の直接的な衝動や熱情によって行動する代わりに、常に理論的な態度をとるように訓練されることである」という南原繁の主張や「もっとも必要なことは、常に志を忘れられないよう心にかけて記憶することである。目的は高い理想に置き、それに到達する道は臨機応変にとるべし」という新渡戸稲造の教訓が、現代にも生きていることはいうまでもありません。

前述した私の「日本肝臓論」は、南原繁や新渡戸稲造のこのような精神を受け継いだものです。日本と肝臓を重ね合わせる再生論は、現在の行き詰まる日本を打開する提言です。吉田富三は「がん細胞で起こることは人間社会でも起こる」といっています。細胞・組織・臓器の役割分担の特徴は、人間・国家・国家相互・民族・宗教などの問題点を解決する大いなるヒントになるはずです。

日本のみならず、世界は行き詰まっています。いまこそ新渡戸稲造の知的協力委員会ならぬ「二一世紀の知的協力委員会」の再興のときではないでしょうか。南原繁の著書『新渡戸稲造先生』のなかの「人間の知恵と洞察とともに、自由にして勇気ある行動」という言葉が心に響くのです

大学の外に学びの場を

一九三三年、震度五から四の地震が東北から関東を襲いました。昭和三陸地震と呼ばれる大地震ですが、新渡戸稲造は震度五を記録した岩手県宮古市を訪れて、「協調と協力が力なり」と語りました。

私は福島県などを訪ねたときに、東日本大震災後の生活に苦慮している方々に、この言葉を新渡戸稲造の人物像とともに紹介しています。ところが必ずといっていいほど、気がつくと励まされている自分がいるのです。励まされながらいつも感じるのは、外に出ていろいろな分野や立場の人と交流することは、医師の勉強になるということです。

吉田富三は、医師の心得を「医師は生涯書生である」「医師は社会の優越者ではない」「医業には自己犠牲が伴う」として、さらに「医師が患者をみる『眼』の問題は、近代医学教育と医師の修練過程のどの部分でどれだけ重視されているのか。そこを考えると疑問なきを得ない」と医学教育の問題点を指摘しています。

私は吉田富三の指摘は、医師と患者が対話することで解決できると思っています。しかし現在、大学によっても異なりますが、医学教育には話し方や聞き方を学ぶ講座はほとんど見かけません。最近になってコミュニケーションの講座をはじめる大学が出てきましたが、対話学の講座はありません。学びの場にも臨床の場にも、時間の余裕はありませんが、一日も早く対話学の講座が開かれることを望みます。

矢内原忠雄の理想とする「現実の表面、言葉の表面を超えたところの学問的真実さ、人格的真実さ、かかる真実をもつ学生」になるために、学生は大学の外に学びの場を求めるべきでしょう。

対話とカウンセリングの違い

私は二〇〇八年から「がん哲学外来」をはじめました。詳しくは「第四章『がん哲学』での『言葉の処方箋』」に譲るとして、ここでは「がん哲学外来」の軸を担う「対話」について少し紹介しておこうと思います。

一般的なカウンセリングと「がん哲学外来」の対話は大きく異なります。カウンセリングでは、主に来談者が話をします。カウンセラーは聞き役に徹しながら話の方向をコントロールして、専門的な知識を紹介しながら来談者に気づきを促します。

「がん哲学外来」では、およそ六〇分の対話のうち前半の一五分から三〇分、私は聞き役に徹して来談者の悩みのポイントを把握します。傾聴するわけですが、これ自体が不安や悩みを和らげる効果があります。ひと通り来談者の話を聞いたところで、後半は私が中心に対話を進めます。

人は傾聴だけでは心が休まりません。対話によって慰められるのです。会話は言葉による交流で、対話は心による交流です。さらにいえば、カウンセラーはあまり自分のことは話しません。新渡戸稲造の話をするカウンセラーはいません。「がん哲学外来」ではそういう話がどんどん出てきます。ここも大きな相違点です。

また、カウンセリングにはあまり沈黙はありませんが、対話にはむしろ沈黙は付きものです。何か答えを出せない話題になると、私も来談者も黙ってお茶を口にします。沈黙のなかで私は来談者に寄り添っているのです。

たとえばペットが寄り添ってくれると、人は心が落ち着きます。ペットはしゃべれませんが、飼い主と心を通わせてくれます。これがまさに対話です。ペットは会話ではなく対話で癒してくれているのです。

このような対話で進める後半が一般的なカウンセリングと大きく異なる点で、「がん哲学外来」の特長です。

私は対話をするとき、「奥ゆかしさはもっとも無駄のない立ち振る舞いである」という新渡戸稲造の精神を心に秘めて臨みます。この精神は「がん哲学外来」で、もっとも難しい部分であり、同時に「がん哲学外来」そのものでもあります。

第二章

病理医からみた臨床医

病理がしっかりしている病院は

どのような原因で病気が発生して、どのようなメカニズムで臓器などの機能を障害して、死にいたらしめるのか。病理学はその解明や診断を目的にする医学の一分野です。

病理医は自分の肉眼や手ざわり、顕微鏡や病理解剖などでご遺体を観察します。病理医が患者と直接接することはほとんどありません。つまり生きた人間ではなく、ご遺体と向き合う仕事なのです。

医学には臨床医学と基礎医学があります。臨床医学は、その病気をいかに予防し治すかを研究する学問で、臨床医は患者を診察して診断や治療をします。基礎医学は、人体の構造や病気の成り立ちを研究する学問で、解剖学や生理学、生化学、薬理学、病理学、細菌学などがあります。

病理学は臨床医学と基礎医学の橋渡しをする役割を担っています。しかし残念ながら病理医を目指す学生はほとんどいません。

現在、医学部の数は全国に八二校で、全国の医学部を合わせても、病理医を目指す学生は毎年数人しかいません。まったくいないという大学も珍しくありません。

私は順天堂大学の医学部で講義をするとき、「一人でもいいから病理医を目指してくれ」と話します。その効果かどうかはわかりませんが、順天堂大学は年に一人ぐらい病理医になっています。

私はその学生の風貌を見て、病理医に向いているか臨床医に向いているかがわかります。病理医に向いているタイプは、一人で純度の高い時間を過ごせる学生です。

ちなみに、臨床と基礎の隙間を埋めるのが病理なので、病理がしっかりしている病院は良いところが多いようです。大学の医学部も同様で、病理の教授をみればその医学部のレベルがわかります。

病理医は三〇秒で診断する

たとえば大腸がんは、粘膜にある腺管《せんかん》の一個の細胞から発生します。つまり、一個の細胞から起きたがんが人間を死にいたらしめるわけです。

よく「早期がん」「進行がん」といいますが、これはがんの大きさや広がりではなく、がんがどの程度もぐっているかで区別します。がんは基本的に粘膜に発生して、徐々にもぐっていきます。深くなるほど転移の可能性は高くなります。

大腸がんは大腸の内側にある粘膜から発生して粘膜下層から筋層《きんそう》へ、さらに漿膜《しょうまく》下層から漿膜へと深くもぐります。大腸がんが粘膜のなかに留まっていれば、転移する可能性はほとんどありません。しかし粘膜下層にもぐると、血管やリンパ管の流れを利用してリンパ節などに転移を起こす可能性があります。一方で、がんが大腸の壁を破って外に出ると腹膜に転移することもあります。

大腸ポリープという名称をよく耳にします。ポリープは皮膚や粘膜の表面にできた腫れ物です。米粒大から親指大まであって、球形、楕円形、卵形などがあります。大腸ポリープは病理学的には細胞が増殖してできる良性腫瘍で腺腫《せんしゅ》と呼ばれ、まだがんではありません。がんではありませんが、一部ががん化する可能性はあります。

ポリープは正常の粘膜よりも、若干色が濃くなります。このような変化を細胞異型といいます。しかしまだがん化はしていません。腺管同士が融合したりかたちが潰れた状態を構造異型といいます。正常細胞ががん化し細胞異型、そして構造異型をもつようになります。がんは、どこからか降ってくるわけではありません。

正常細胞に対して細胞異型と構造異型、私たち病理医はこの隔たりを見てがんと診断するわけです。このとき誰かが「どうしてそこは、がんなのですか?」と質問したら、説明するのに一日かかりますが、病理医は「こういうものをがんとするんです」と答えます。常に病理医は、「こういうものをがんとする」として三〇秒で診断します。病理学は形態学でもあるのです。

ところで、壊死《えし》したがん細胞の中心部を採って調べても、壊死した部分にはがん細胞のかたちはないので、がんではないと診断することもあり得ます。壊死したがんの中心部が臨床医から送られてきて、病理医が「がん細胞はない」と診断するケースもあります。つまり、がんのどの部分を採るのかも臨床医の能力になるわけです。

病理解剖をしながら

私は新設の医学部に一期生として入学しました。入学式は十一月でした。認可に時間がかかったのか、一年次が四月ではなく十一月にはじまったのです。

在学中に臨床医になるか病理医になるか迷った時期がありましたが、当時の私は出雲弁が強くて、それを指摘されるのがコンプレックスで人と話すのが嫌いでした。臨床医は患者と話をするのが仕事なので、「病理医ならあまり話さなくてすむだろう」という理由もあって病理学を選びます。

大学の病理学教室に助手として入局しましたが、一期生なので病理医の先輩はいません。半年ほど病理学教室にいて、勉強のために癌研究会癌研究所病理部に研修研究員として受け入れてもらいました。数ヵ月で大学に帰る予定でしたが、菅野晴夫《すがのはるお》所長と出会い、「ここで研究を続けたい」と希望して研究員として勤めるようになりました。

いま思えば菅野晴夫先生との出会いが本格的に病理学を研究するきっかけになって、それが「がん哲学外来」につながっていくわけです。つくづく「人間にとって出会いというのは大きい」と思います。

この癌研究所時代には、毎週何体か病理解剖と病理診断を担当しました。ベテランの医師と若い医師が組んで行うわけですが、私が病理診断をしていると背中合わせで菅野晴夫先生が顕微鏡を覗いています。

難しい症例のときは菅野晴夫先生に判断を仰ぎ、そうでないときは自分で診断します。もちろん研究室は静かで、そういう空間でお互いに顕微鏡を覗きながら背中合わせのまま、ぽつりぽつりと人生の話もするわけです。

菅野晴夫先生は「三〇代は人にいわれたことをがむしゃらにやれ、四〇代で自分の好きなことに専念し、五〇代で人の面倒をみる、六〇代になっても自分のことしか考えていないなら恥と思え」と独り言のようにつぶやき、この言葉が私の座右の銘になりました。こういう経験を若いときにできたことは、本当に幸せだったと思います。

病理医は「人生は虚しい」と考える

病理医は、がんをご遺体というマクロから細胞というミクロへ見ていきます。これはがんを広い視野で捉えるためです。この訓練が後に立ち上げる「がん哲学外来」に役立っています。

さらに説明すると、病理医はいつも同じ倍率で顕微鏡を覗いているわけではありません。最初は四〇倍ほどで全体を俯瞰《ふかん》します。次に二〇〇倍から四〇〇倍で、がんがあると思われる場所を詳しく確認していきます。はじめから二〇〇倍や四〇〇倍で見てしまうと、すべて悪い細胞に見えてしまうのです。広い範囲の確認からはじめて、細胞の一つひとつまで細かく見ていくという手順を踏まないと、がんか否かを判定することはできないのです。

臨床医、とくに小児科や産婦人科の医師は人の人生にふれる毎日です。私たち病理医はご遺体から人生にふれる毎日です。病理医として生活をしていると、「人生は虚しい」と考えるようになります。けれどこれは、ネガティブなものではなくポジティブな着想です。

職場や学校をはじめ、誰の周囲にも嫌なヤツはいるものです。しかし「人はいずれ死ぬんだから、こんなヤツに貴重な時間を使っている暇はない」と思うと、頭のなかからそいつの顔が消えていきます。完全に消えなくても、怒りの感情を三〇秒間抑えることができるようになります。三〇秒間がいかに長いか、腹筋運動をしたらわかります。

会議などでテーブルを挟んで話をしていて、もし怒りが込み上げてきたら、お茶を飲んで「人はいずれ死ぬんだから」と心のなかでつぶやいて三〇秒間下を向いてみましょう。大抵の怒りは収まるはずです。

「人はいずれ死ぬって、それはひどい考え方だ。自分は納得できない」と思う人もいるでしょう。しかし人生を捉えるとき、虚しさから出発したほうがいいのです。ほとんどの人が虚しさから人生を考えたことはないと思いますが、発想を転換すると、目の前の風景が違って見えるはずです。その風景のなかに真実があるかもしれません。

病理医は人間の誕生と成長ではなく、死の虚しさから医学を研究します。真理そのものに悲哀性があることを学ぶのです。これを新渡戸稲造は「自ら悲哀をその性格とする人たらざるを得ない」と語りました。新渡戸稲造のこの言葉は私の人間学の原点であり、「がん哲学外来」の起点でもあります。

あなたはどこにいるのか

人間一人のDNAをつなぐと、約一二〇〇億キロメートルといわれています。太陽系の直径は一〇〇億キロメートルなので、私たちは宇宙を内包していることになります。

人間の虫垂、俗にいう盲腸は存在感の薄い臓器です。ところが炎症が起きて虫垂炎になると、身体全体が痛んで、初めて虫垂の存在を認識します。国際情勢も同じです。とても小さな国でも問題が起これば世界中に影響が出て、その小さな国を否応なしに意識せざるを得なくなります。このように人間の身体と社会には共通点がたくさんあります。

ところで、『旧約聖書 創世記三章九節』に「主なる神は人に呼びかけていわれた。『あなたはどこにいるのか』とあります。これは人類最初の問いかけといわれていますが、現代でも通用する質問です。

「がんになるまで、自分の居場所なんて考えたこともなかった」と語る患者は少なくありません。あなたががん患者でもそうでなくても、いますぐ自分の居場所を確認してみましょう。誰にでも居場所は必ず用意されています。なぜなら、あなたの身体は宇宙を内包することもできるし、世界中に影響を与えることもできる、そんな貴重な存在だからです。

波乱万丈の人生を送った内村鑑三は、一八九七年に刊行した書籍『後世への最大遺物』で次のように語っています。

「有名なる天文学者のハーシェルが二十歳ばかりのときに彼の友人に語って『わが愛する友よ、われわれが死ぬときには、われわれが生まれたときより、世の中を少しなりとも良くして往こうではないか』というた。実に美しい青年の希望ではありませんか」

自分のDNAをつなぐと、一二〇〇億キロメートルになることを自覚してみましょう。そして宇宙や世界とのつながりを感じて、自分の居場所を探してみましょう。生まれたときより少しでも良くするために。

曖昧なことは曖昧に答える

がんと食の関係性を扱った話は巷《ちまた》にあふれています。たしかに食とがんは無縁とはいえません。無縁とはいえませんが関係性は曖昧で、医学的にわかっている部分と不透明な部分があります。

グレーゾーンに対して、私は「曖昧なことは曖昧に答えるのが科学」と考えています。ですから、もし「食とがんは関係がありますか?」という質問を受けたら、私は「わかりません。食とがんの関係性は曖昧だとしかいえません」と答えます。

ところで二〇一一年の東日本大震災以降、日本人は曖昧な質問に対して曖昧に答えたのでは満足しない国民になったと私は感じています。

食とがんの関係を聞かれて、「食とがんに関係はあるかもしれないけど、細かいことはグレーゾーンです。だから、わかりませんというしかありません」と答えると納得できない表情をします。要するに質問者が求めているのは専門的な知識ではなく、納得できる回答なのです。専門的に「わからない」といっても、それではすまされない世の中になっているのです。

その結果、非専門家であってもメディアで専門用語を使ってグレーゾーンを、あたかも確信があるかのように語ることが多くなっています。これでは正しい情報とはいえません。インターネットが発達して情報があふれる社会になったからこそ、これまで以上に専門家の専門的な知識が必要なのです。

では、専門家とはどういう人を指すのでしょうか。それは優先順位をつけられる知識をもっているかどうかです。

非専門家でも七〇パーセントの知識はもっています。逆にいえば七〇パーセントなら誰でも少し勉強すれば身につけることはできます。しかし七〇パーセントの知識では、本当の優先順位はつけられません。ここが大きく異なります。

これからの時代、ますます情報過多になるでしょう。そのためにもグレーゾーンに対して、確信をもって専門的に「わからない」と答えられる専門家を育てていく土壌が必要なのです。

プロの為さざること

内村鑑三は『内村鑑三選集（一）天職と一生』のなかで、「ゼントルマンの為さざること」という文章を残しています。それにならって、私なりに「プロの為さざること」の五ヵ条を考えてみました。

その五ヵ条とは「プロは人をその弱きに乗じて苦しめず」「プロは人に悪意を帰せず」「プロは人の劣情に訴えて事を為さず」「プロは友人の秘密を公にせず」「プロは人と利を争わず」です。

現在、あらゆる分野で断片化した知識が横行しています。プロフェッショナルの形骸化です。科学する心も言葉だけが踊っています。この土壌からは思慮深く一歩踏み込み、かつ批判する心をもつ研究者のプロは生まれづらいでしょう。

「疾風《しっぷう》に勁草《けいそう》を知る」という故事があります。試練に直面したときに、その人の節操の堅固さや意思の強さが初めてわかるという意味で、プロフェッショナルの姿をここに見ることができます。ちなみに、勁草とは風雪に耐える強い草という意味で、転じて思想や節操の固さをたとえるときに用います。

プロフェッショナルは時代を超えた視座で現実を直視し、リアリズムに徹することが要求されます。リアリズムに徹するとは、物ごとを重視することです。時代に左右されず物ごとを重視して、冷静に真偽を判断できる力を養いたいと思うのです。

リーダーシップやパートナーシップは、ある意味では誰にでも備わっています。大切なのはオーナーシップ、すなわち志です。

勝海舟（一八二三〜一八九九）は「世人は、首を回すことは知っている。回して周囲に何があるか、時勢はどうかを見分けることはできる。だが、もう少し首を上にのばし、前途を見ることを覚えないといけない」という言葉を残しています。

世の中の成り行きを判断するのは難しくありません。難しいのは物ごとの本質を見抜く先見の明です。そのような先見の明をもつために、医療従事者には思慮深く一歩踏み込み、かつ批判する心を身につけたプロフェッショナルを目指してほしいのです。

日本は肝臓を目指す

ある講演で「日本はどういう国を目指したら良いと思いますか?」と質問を受けたので、「肝臓のような国を目指すのはどうでしょうか」と答えて、肝臓の特徴を簡単に説明しました。

肝臓は正常のときには静かにしている。三分の二を切除しても二週間で再生する。異物に対して寛容である。ほかの臓器移植と比べて免疫抑制剤は一〇分の一ですむ。解毒・代謝作用がある。以上の五つを挙げて、「日本が肝臓のような国になったら、きっと世界から尊敬されると思います」と結びました。私が考えた「日本肝臓論」です。

外務省の二〇二一年のデータでは、日本が承認している国の数は日本を含めて一九六ヵ国です。二〇二一年に開催された東京オリンピックには二〇五の国と地域、パラリンピックには一六一の国と地域が参加しました。

人間の臓器・組織は一つの受精卵からはじまって約二〇〇種類になります。世界の国の数とほぼ同じです。たとえば世界平和を考えるとき、形而上学ではなく具象的に考察すべきでしょう。世界平和のヒントは身体の生命現象のなかにたくさんあります。地球を一人の人間に見立てて、世界各国がそれぞれ臓器のように役割を担えば世界は平和になると私は考えています。「日本肝臓論」の応用編です。

脇を甘くする懐の深さ

病理の研究室にこもって顕微鏡ばかり覗いていた私が、外に出るようになったのは、二〇〇〇年に『新渡戸稲造 武士道 一〇〇周年記念シンポジウム』を国連大学のウ・タント国際会議場で主催してからです。後に検事総長に就く原田明夫先生から、前年に電話がかかってきて、学士会館で食事をして「新渡戸稲造のイベントを一緒にやりましょう」と誘われました。

恩師の菅野晴夫先生に「専門外に手を出すことになりますが」と相談したら、「もりもりやれ」と背中を押してくれました。東京大学の医学部出身の菅野晴夫先生は、学生時代にゲーテ研究会を運営していただけあって異分野交流に理解があったのです。

新渡戸稲造の一〇〇周年イベント後も原田明夫先生とは、『新渡戸稲造生誕 一四〇年』（二〇〇二年）、『新渡戸稲造没後 七〇年』（二〇〇三年）、『新渡戸稲造 五千円札さようならシンポジウム』（二〇〇四年）を開催しました。

日本人は専門以外に手を出すことを良しとしません。ですから私の耳にも「何で病理学者がこんなことをやるんだ」という声が聞こえてきました。原田明夫先生も現職だったので、本業とはまったく違うことに積極的に取り組んでいたわけです。

定年退職をしてから専門外に挑戦する人はたくさんいますが、現職のときから専門と異なることを継続的にやる人は多くはありません。原田明夫先生は素晴らしい胆力をもっていたと思います。

シンポジウムを開催するなかで、原田明夫先生から「脇を甘くして、人につけ入る隙を与えて、懐の深さを示して感動を与える」ことを教えてもらいました。この姿勢でいれば、現職中とか専門外とか関係なく、自分の興味あることに挑戦できる。これが原田明夫先生の考え方でした。

現在、医療従事者は脇を締めすぎているように感じます。医師や看護師が脇を締めていると、患者は心を開くことができません。患者が心を解放しなければ、科学的に進歩しても良い医療は提供できません。思い切って脇を甘くしてみましょう。そんな懐の深さを医療従事者はもつべきです。

吉田富三 生誕一〇〇周年記念で学んだこと

シンポジウムといえば、順天堂医院でも年に一回は開催しました。順天堂医院の関連で最初に実施したシンポジウムは、二〇〇三年の「吉田富三 生誕一〇〇周年記念公開講座」でした。

吉田富三は一九二七年に東京帝国大学の医学部を卒業して、病理学教室に勤務しました。ところが、生誕一〇〇周年記念を東京大学の医学部で実施する人が、なかなかいませんでした。それではということで、癌研究会が中心になって実施しました。これはやるべきだと自分が思ったら実行する。そういう胆力が必要だと思っています。

やると決めたらやる。自分に信念があれば、最初は疑問をもっていた人たちも徐々に気になってくるものです。揺るぎない信念は人を惹きつけ、気がつけば自分の行動に賛同してくれて道ができていきます。自分自身に確たる信念があることが重要です。

私が吉田富三の一〇〇周年記念のシンポジウムで学んだのは、人は説得するものではないということです。人は気にさせるものなのです。こういう経験を積むと胆力が養われて、自分の望む人生を歩けるようになります。

加えていえば、多くの人が「それは良いね。ぜひやってください」ということはやらなくていいと思っています。そういうものは実施したい人がたくさんいるので、そういう人に任せておけばいいのです。自分は人がやらないことをやるという考えが、人生を豊かにすると思っています。

第三章

がん細胞が語る人間社会

日本は化学発がん研究の創始国

がんの原因は、たばこや食事をはじめアスベストなど数多くあります。しかし、これらはすべてきっかけで、そのもの自体ががんを起こすわけではありません。

喫煙がきっかけになって内なる遺伝子が傷ついて、何年もの時間を必要としてがんになります。がんになるには時間がかかるのです。

一七七五年、イギリスの外科医パーシヴァル・ポット（一七一四〜一七八八）は、ロンドンの煙突掃除人に陰嚢がんの多いことを発見して、煤《すす》が原因であると推論しました。これは化学物質が発がんの原因になることを示す最初の研究です。

一七六四年の紡績機の発明を旗印にイギリスの産業革命がはじまります。それ以降、子どもたちが煙突の掃除を担います。その煙突掃除人の子どもたちが陰嚢がんになったわけですが、ところが同じように産業革命が起こったフランスの煙突掃除人に陰嚢がんの報告は少なかったのです。

そこでイギリスとフランスの煙突掃除人の生活習慣を調べると、イギリスの煙突掃除人には入浴の習慣がなく、フランスの煙突掃除人は入浴していました。入浴の習慣の差が陰嚢がんに関係していることがわかったのです。

このことから生活習慣とがん化に関係があり、生活習慣を改善することでがんは予防できるという方向性ができました。

その約一〇〇年後、病理学の父ルドルフ・フィルヒョウが、がんの「刺激説」を提唱し、日本の病理学の父と呼ばれる山極《やまぎわ》勝《かつ》三郎《さぶろう》（一八六三〜一九三〇）がフィルヒョウの研究室に留学します。

刺激説を推し進めた山極勝三郎は、一九一五年、ウサギの耳にコールタールを塗擦し続けることで、世界で初めて扁平上皮《へんぺいじょうひ》がんをつくることに成功しました。一九二九年には佐々木隆興と吉田富三が世界で初めてラットに肝臓がんをつくります。

一般的にはあまり知られていませんが、このように日本は世界に誇る化学発がん研究の創始国なのです。

がん化するメカニズム

すべてのがんのうち五パーセントは遺伝性がんです。生殖細胞レベルですでに変異があり、生まれてからもう一方の対立遺伝子に異常が起こってがんが起こります。このような遺伝性のがんは、約五〇種類あるといわれています。

ちなみに「生殖細胞レベルですでに変異がある」というのは、遺伝子の塩基配列のどこかに付加または削除が行われ、それがきっかけで正常細胞ががん化する、あるいはがん化する可能性を秘めた現象のことです。変異で芽を見せたがんは、正常細胞の抑え込みから逃れて増殖します。

私たちはラットの遺伝性がんの研究を通じて、その原因遺伝子を単離・同定、つまり見つけ出して特定しました。原因遺伝子、つまり扇の要のような遺伝子があり、何年もの時間をかけて、いろいろな遺伝子に異常が起こって臨床がんになるわけです。

しかし、同じ遺伝子に異常があっても、体質が変われば結果は異なります。たとえば、がんになる前の日本人がハワイなど外国に移住すると、がんの発生傾向が変わることがあります。がんは生活環境の影響を受けるのです。

体質や遺伝と環境の相互作用が原因でがんは起こります。逆にいえば、これらの原因の作用がどんなに強くても、受け入れ体制がなければがんは起こりません。

こういう研究を進めて分子標的治療を見つけるわけです。分子標的治療は、がん細胞だけに作用する分子標的治療薬を使用する治療法で、がん遺伝子が産生するタンパク質などを標的にして働きを抑えます。またはがんの周囲の環境を整える因子を標的にして、がん細胞が増えにくい環境を整えます。

私たち病理医は一個の細胞を見て「この細胞には遺伝子の異常がある」と判断することができます。そして遺伝子の異常な部分に対して分子標的治療を行うと、がんは驚異的に小さくなります。

ところで、ある遺伝性のラットの腎がんの研究で、腎がんの原因遺伝子を単離・同定しました。たとえば塩基を一個挿入するだけで細胞はがん化します。人の遺伝子は約三〇億の塩基対からできていますが、その一個の塩基の違いで細胞はがん化するのです。塩基配列の一個の塩基が入ったり欠落したりすることで、アミノ酸配列は変化し、下流のアミノ酸が変わることで変異が起こる。これががん化のメカニズムです。

がんには個性がある

がんといっても、乳がんや大腸がん、胃がんなどいろいろあります。これらは「がん」という大きな概念に入れることはできますが、がんのかたちは臓器ごとに存在するので、がんという大きな概念のなかに各臓器の名称を用意しなければなりません。

さらにいえば、同じ胃がんでも、患者によってかたちが異なります。胃がんができたことは同じでも、その人ごとに独自のかたちをもっています。なぜかというと、人によって遺伝子が違うからです。

一方で正常な胃の粘膜は同じです。正常な粘膜を顕微鏡でみても、誰のものかは判断できません。ところががんになると個性が出るわけです。

人によってがんはそれぞれ違う性質をもっているので、ひと口に胃がんといってもひとくくりにはできません。私はこれを「がんには個性がある」といっています。進行が早い、遅いというのもがんの個性です。がんは特異的な存在なのです。

ただし、一個の塩基が突然変異してがん細胞ができるというメカニズムは同じです。そして、その後は個性的にいろいろな進み方があるということも同じです。同じ部分がある、しかし違う部分もあるという複雑な個性をもっているわけです。

病理医としてがんを研究してわかったことは、「がんは病気というよりは個性に近い」ということです。感染症は全身に広がりますが、がんは身体の一部に生じるだけです。しかも外敵の侵入によって起こるわけではありません。自分の細胞のＤＮＡが傷つくことで起こるので、絶対的な予防法はありません。つまり誰にでも起こり得るもので、しかも明確な予防法はないということです。

このように考えると、やはりがんは病気ではなく個性として考えたほうがいいでしょう。これが病理医としての私の結論です。

がん細胞と人間社会の類似性

治療に抵抗するがんをいかに治すか。正常細胞が本来の役割を取り戻せばがん細胞はおとなしくなるので、がん細胞を自然消滅させる正常細胞を育てる必要があります。そのためには、がん細胞のｉＰＳ化やがん細胞のリハビリテーションという発想が重要になります。

がん細胞は正常細胞との関係性で大きくなるかどうかが決まります。がん細胞の周りにある正常細胞が立派なら、がん細胞を抑えます。正常細胞が立派なら、がん細胞が少しぐらい存在しても大した問題にはなりません。

このようながん細胞の特性は、人間社会にとても似ています。学校に何人か不良がいても、学校の先生や友人、身近な大人たちがしっかりしていれば、非行は悪化したり広がることはありません。非行に走った少年少女もやがて落ち着いた生活に戻るでしょう。環境がしっかりしていれば、不良が少しぐらいいても心配する必要はないのです。

このような環境は、医療の世界では形成的刺激といいます。がんは刺激によって起こります。外からの刺激で内なる分子が反応して、それが核に伝わって細胞は分裂します。この細胞分裂によってがんは起こるわけですが、これが形成的刺激です。

ひるがえっていえば、がん細胞に外から刺激を与えれば、がんが消滅する可能性があるわけです。つまり、悪い刺激と良い刺激があるということです。

吉田富三の言葉に「がん細胞で起こることは、人間社会でも起こる」というものがあります。がんの治療法を真剣に開発しようと思うなら、研究者は人間社会を勉強すべきです。

がんは身の内

がん化はたった一個の細胞の小さな遺伝子変異からはじまります。変異を起こした細胞が分裂をくり返して一〇億個まで成長すると、一センチの早期がんになります。一センチの早期がんになるまでに何年もかかります。一〇〇〇個のがんの芽があっても、大成するのはせいぜい一個で、ほとんどは大成しません。

人間はすべて身体的特徴や個性が異なりますが、がんも一つひとつすべて違います。また、がん細胞一個だけを観察していたのでは特徴はつかめません。ほかの細胞の集団に置かれたときに、どういう動きをするかで性格がわかるのです。

人間も一人でいるときと集団でいるときでは、印象が違います。集団のなかでみせる顔のほうが、その人の本質に近い場合が多いようです。がん細胞と人間社会の類似性を前述しましたが、がん細胞と人間のあいだにも類似性は存在するわけです。

正常細胞は飢餓に弱く、ほかの場所に移ることはできません。それに対してがん細胞は、組織から離れて血中に移動して血中から組織に転移します。生き残るために血管をつくって栄養を補給します。何とたくましい生命力でしょうか。

ラットの肝臓がん生成に成功した吉田富三は、「がん細胞は病気になった細胞ではなく、それ自体は健康な細胞である」「がんも身の内」「がんの治療も最終のところで、がん細胞との共存なのだ」と語っています。

がんは身の内なので、私はがん細胞を単純に悪者と考えるのではなく、「いったい、お前は何者なのだ」と思いながら、その正体に迫るために病理研究をしてきました。

生きている以上、がんは避けられない

人間の一個の細胞を地球にたとえると、国は染色体で町は遺伝子です。一個の塩基は一人の人間になります。がん細胞は一個の塩基が突然変異してできますが、これは一人の人間が地球をがん化させるようなものなので、「一人の人間の力を侮《あなど》るな」といいたいです。さらに一個の塩基を治せばがんは治るのなら、一人の人間が地球を救うこともできるはずだとも思うのです。

治療法の進歩で五年相対生存率は上がってはいるものの、日本人の二人に一人が、がんになることに変わりはなく、社会の動きはがん予防が主流です。しかし書店やインターネットで目にするがん予防では、「これを食べれば」「これを食べなければ」「この運動をすれば」などの情報があふれていますが、絶対の予防にはなりません。

細胞分裂の過程の誤りで起こるがん細胞に対して、もし絶対の予防を望むなら細胞分裂を止めるしか方法はありません。しかし人間は細胞分裂なくして生命維持は不可能なので、よって生きている以上、がんの発症は避けられないということになります。

がん細胞の動きは尺取り虫

がん細胞は二回以上分裂する細胞から生じるので、がんは分裂能力のない細胞からは起こりません。人間の身体には約二〇〇種類の組織・臓器があって、どの臓器も正常細胞ががん化します。

転移したがんは転移以前の臓器細胞の姿を残しているので、どこから転移したかはある程度わかります。こういうことを考察するのも病理医の仕事です。

細胞はがん化すると正常時とかたちが変化します。これを私は「顔つきが変わる」と表現しています。悪化するに従って人相は悪くなっていき、正常時の面影は消えてしまいます。がん化した初期の細胞は、周囲の正常細胞との関係性のなかで影響を受けながら育つ「行く先を知らない頼りない存在」で、次の変化が起こるのを待ちながら少しずつ成長します。私はこの状態をアンテナ型（外界依存性）といいます。アンテナ型は一人歩きはできないものの、刺激を受ける受容体が発達していてアンテナを張って情報を集めている段階なので、まだ恐れるレベルに達していません。

いつしかアンテナ型は、自分の意思で動く羅針盤型（外界非依存性）になります。がん細胞に遺伝子異常が加わって、転移や周囲の組織に広がる力をつけた段階です。

がん細胞が成長するには、自分の立ち位置を固めて、後方部分の吸盤を前に動かし固定して、前方部分の足を前に進めます。これは尺取り虫の動きに似ています。そしてこの動きを手堅くできるがん細胞だけが生き残ります。

ところで人間社会を見渡せば、近年、アンテナ型の人間が増えているような気がします。自分の意見をもたず、アンテナを張って情報を集めて多数意見になびく。がん細胞のアンテナ型に似ています。行く先を知らない頼りない存在です。

自分の意見をしっかりもって、自分の意思で進む方向を決める羅針盤型を目指してほしいと思います。これは発がん研究者の願いです。

がん細胞はギブ・アンド・テイクの実践者

ここではがんが転移するメカニズムを考えていきたいと思います。がん細胞は血管のなかに入るなど、自分の居場所を離れて転移をはじめます。正常細胞は自分の居場所を離れると死ぬことになりますが、がん細胞は居場所を離れても生きていくことができます。それは飢餓に強いからです。

細胞が生きるために必要な栄養素のなかには自分で作成できない物質があり、外から取り込まなくてはなりませんが、がん細胞がその物質を取り込む能力は、正常細胞の五倍優れています。しかもがん細胞は正常細胞と違って、まるで水車のように自分のアミノ酸を放出して、その物質を外から取り込むことができるのです。このような能力があるからこそ、居場所を離れて転移できるのです。

自分のなかにあるアミノ酸を外に出すことで、外から取り入れることができるがん細胞は、ギブ・アンド・テイクの実践者です。

人間社会でも、人のために積極的に動けば、自分から見返りを望まなくても何かが返ってくるものです。自分の利益だけをほしがるのはやめて、がん細胞のギブ・アンド・テイクを見習いたいものです。

進歩するがんの治療法

ここではがんの治療法を見ていきましょう。手術はがんを切り取ることです。放射線はがん細胞を殺すことです。化学療法の抗がん剤も、およそがん細胞を殺すことを目的にしています。

これらに対して、異常な分子だけを標的にする分子標的治療薬は、がん細胞を大きくしないことを目標に使用します。がんの芽はなかなか潰せないので、肥大化を防ぐ治療です。

人間がもつ免疫力を利用してがん細胞を攻撃する薬もあります。オプジーボと呼ばれる免疫チェックポイント阻害薬で、これはノーベル賞の医学生理学賞を受賞した本庶《ほんじょ》佑《たすく》先生が指導する京都大学の研究グループが開発したもので、すでに実用化がはじまっています。

近年注目されている治療法が、がんゲノム医療です。ゲノム編集技術の進歩は目まぐるしく、近い将来かなり普及するでしょう。

がんゲノム医療は、がん細胞のＤＮＡを遺伝子解析して、その患者の遺伝子変異に適した治療薬を選択するものです。手術や放射線、化学療法の標準治療が当てはまらないがんや標準治療で治らなかった患者を対象に使用がはじまっています。

がんゲノム医療には課題もあります。遺伝子変異の特徴がわかっても、その患者に適した薬が見つからず、実際に治療にいきつくケースは全体の二割弱というのが現実です。しかし適した薬が見つかれば、とても効果が望める治療法です。

以上のように治療法の研究は進歩して選択肢は増え続けていますが、がん細胞をなくすことができない状態に対しては、がんとの共存を目指すことになります。この場合、がん細胞をいかにおとなしくするかがポイントになります。

私は治療の困難ながん細胞を「不良息子」にたとえています。手に負えない不良息子でも、家族は息子をいないことにはできません。息子の人格を認めて、どうして不良になったのか、その原因を客観的に分析しなければ親とはいえません。

非行に走った問題点を洗い出すと、さまざまなことが見えてくるものです。自分たち親の対応の間違いが見えてくるかもしれません。友人関係が問題かもしれません。原因を客観的に分析して、改善できることは改善して理解しようとする姿勢を示せば、息子の素行は落ち着く方向に向かうでしょう。

体内にあるがん細胞も、その存在を客観的に認めてみましょう。客観的に認めることで、いたずらに抵抗したり必要以上に怯《おび》えることなく、がんを自分の一部という意識で受け入れることができるかもしれません。がん細胞も不良息子も、客観的な視点をもつことからはじめてみてはどうでしょうか。

天寿がんの時代

ラットの遺伝性のがんを観察すると、がんの芽は数多く確認できます。しかし、がんの芽がすべて成長するわけではありません。一〇〇〇個ほどのがんの芽があっても、成長して臨床的に確認できるがんは一個ほどです。

大きくなるがんが少ないということは、がんは周囲との関係性で防ぐことができるということです。近い将来、がんで亡くならない時代は来るでしょう。しかし完全に予防することはできません。予防は無理でもがんで死なない。私はこの状態のがんを「天寿がん」と学びました。

がん研究の大きな目標の一つに「ある年齢以前におけるがんの死亡をなくすこと」があります。八〇歳でがんで亡くなるのと、四〇歳でがんで亡くなるのでは大きな違いがあります。長寿社会におけるがん細胞との共存。その実現が天寿がんなのです。天寿がんを実現するためには、がんの原因を明確にして、がんの制御の根拠を示して、がんの進行を阻止する必要があります。

がん以外の病気でなくなった八〇歳以上のご遺体を病理学的に解剖してすべての組織を

確認すると、男性の約二〇パーセントは前立腺がんで、女性の約二〇パーセントは甲状腺がんがみられます。

ある九五歳の男性のご遺体を解剖した恩師の話ですが、健康的に生活していたその男性が、亡くなる四ヵ月前から食事ができなくなりました。そして眠るように穏やかに亡くなりました。穏やかな最期だったこともあって、家族は老衰だと思っていました。ところが病理解剖をすると大きな胃がんが見つかったというのです。胃がんで食事ができなくなって、天寿を全《まっと》うしてがんで亡くなったのです。

天寿を全うしてがんで亡くなる。これが天寿がんです。治療法が進歩する現在、これからは天寿がんで亡くなる患者が増えるでしょう。

がん細胞同士はバランスを保つ

ここに同じがんを移植した同じ種類のネズミが二匹います。年寄りネズミと若者ネズミです。二匹の肝臓を調べてみると、年寄りネズミのがんのほうが大きくなるといわれています。

若者ネズミの肝臓の正常細胞は活発に増えてがん細胞を抑え込もうとしますが、年寄りネズミの正常細胞は増え方が鈍くなっているので抑え込みも弱く、結果として年寄りネズミのがんのほうが大きくなります。一般的に「若者のがんの進行は早い」と考えられていますが、それは間違いです。

また、次のような実験があります。一匹のネズミの背中にがんAとがんBを植えました。そしてBを取ってAの変化を観察すると、Aは大きくなるといわれています。

がん細胞は抑制物質を出すので、AとBは抑制物質を出し合って、お互いに相手を牽制して緊張状態をつくっていたのです。この抑制物質は自分に向かうことはないので、Bがいなくなって抑制物質から解放されたAの成長がはじまったというわけです。

ところで、内村鑑三は「人生は楕円形であるべき」と語っています。同じ円形でも正確な円形の中心点は一つで、楕円形の中心点は二つあります。

楕円形の二つの中心点は拮抗《きっこう》しながらもバランスを保ちます。二つの中心点がつくるバランスは許容範囲が広いので、ほかの力が加わってもそれを吸収してバランスを保ち続けることができます。一方で中心点が一つの正確な円形には、ほかの力を受け入れる余裕はありません。

ネズミの背中のがんAとがんBは楕円形のバランス状態です。二つのがんは相手の存在を認め合って拮抗しながらもバランスを保っていたのです。

楕円形の生き方

たとえば「努力すれば道は拓《ひら》ける」と考えて努力する人は少なくありません。これは正確な円形的な生き方です。このような生き方は情熱的で魅力があり、価値観もわかりやすいので、人が集まって活動も活発になります。

しかし一つの価値観で動いているのでそこに疑問が生じると、その人のすべてが否定される危険もはらんでいます。さらに、その人一人の求心力で成り立つ集団なので、違う意見を受け入れる余裕はなく、バランスを崩すとすぐに崩壊します。

この集団にもう一人中心を担う人材を入れると、二人がお互いを認めながらも牽制し合って緊張を保つ楕円形的集団に変化します。楕円形的集団には異なる意見を受け入れる懐《ふところ》の深さがあります。また、外圧にも柔軟に対処してバランスを保つ弾力性もあります。

私たちは理想と現実という二つの課題を抱えて生きています。これは楕円形の生き方で、理想と現実のバランスが良い人は心に余裕があって、違う意見の人も受け入れることができます。内村鑑三が「人生は楕円形であるべき」と語った理由はここにあります。

ところで人間には交感神経と副交感神経があって、二つの神経は真逆の性質をもちながら一対として働いています。まさに緊張関係のなかでバランスよく働いて、健康を維持しているのです。

この真逆のバランスが生命現象の秘密で、正常細胞とがん細胞のあいだにも存在しているのです。

アダムとイブが伝えるもの

生命現象には解明されていないことが膨大にありますが、『旧約聖書』の「創世記」を紐解いてみると、アダムとイブの物語からがん化の過程を読み解くことができます。

どうして人間にがんが起こるか。それはアダムとイブが蛇の誘惑に負けたからです。では、なぜアダムとイブは蛇の誘惑に負けたのでしょうか。

アダムとイブは蛇の誘惑に対して、イエスかノーで答えず、付加と削除をつけて答えました。これが正常細胞が、がん化する道筋を考えるヒントになります。

もし、蛇の誘惑にイエスかノーで応じていたら、正常細胞はがん化から免れていたかもしれません。しかし付加と削除で応じたのです。これが結果として突然変異へと導いた。

そう読み解くことができます。

突然変異は、遺伝子の塩基配列のどこかに付加か削除が行われることで起こります。要するにがん発生のプロセスは、アダムとイブの物語からはじまっているのではないかと思うのです。

では、がん治療のヒントも『創世記』にあるのでしょうか。蛇の誘惑に負けたアダムとイブは、最後に蛇を叩くにはどうしたら良いか考えて蛇の頭を踵《かかと》で潰します。この場面から、外側からがん細胞を刺激する分子を発見して、がん細胞を叩く方法を読み解くことができます。

外側から低分子を与えて内なる細胞に働きかけて、細胞の核に伝える。これが治療として確立すれば、がんは治る病気になるでしょう。

残念なことに、いまだに低分子は見つかっていません。しかしやがて低分子が発見される日は来るはずです。そのとき、がんで死亡する時代は終わりを迎えるのです。

人間は一二〇歳を超えられない

がんで死亡しないとなると、人間の寿命はどうなるのでしょうか。私はがんで死亡しない時代になっても、人間の寿命はさほど変わらないと考えています。

人間は生まれたかぎり、必ず死を迎えます。医学的には七〇歳の寿命を八〇歳に延ばすことができます。しかし九〇歳以上にすることは難しい。もちろん例外はありますが、私たちは一〇〇歳を超えることはほとんど難しいのです。まして一二〇歳を迎えると、病気がなくても人は永眠するものなのです。

アダムは九三〇歳で亡くなりました。ノアの方舟で有名なノアは九五〇歳、アブラハムは一七五歳、そしてモーゼは一二〇歳で世を去っています。モーゼの時代に人類の寿命は一二〇歳と定められて、それ以降、どんなに長く生きることができても、人間の寿命は一二〇歳までです。

モーゼは病気で死んだわけではありません。一二〇歳になったから世を去ったのです。これはどういうことでしょうか。

大洪水の後、人間の寿命は年々短くなりました。そしてモーゼの一二〇歳とともに、人間の寿命は一二〇歳に定まったのです。以来、人間の寿命は変わっていません。

このように聖書や神話から学び、それを改めて医学の文脈に置き換えてみると、人間の生命現象の謎を解くヒントが見えてきます。このような試みは、心に余裕をもたせてくれます。心に余裕があってこそ、高い壁に向き合えるのだと私は考えています。

第四章
「がん哲学」での「言葉の処方箋」

アスベスト・中皮腫外来に関わる

二〇〇五年六月、大手機械メーカーの株式会社クボタは「工場の従業員七四人がアスベスト関連病で過去に死亡し、工場周辺に住む住民で中皮腫《ちゅうひしゅ》で治療中の三人に見舞金を出す」と発表しました。いわゆるクボタ・ショックです。

同年夏、全国に先駆けて順天堂医院に「アスベスト・中皮腫外来」が開設され、私も関係することになります。順天堂医院の敏速な開設は、「傍観者にならない態度」を医療業界に示しました。

病理医として研究室を中心に活動してきた私が、アスベスト・中皮腫外来で問診と中皮腫の説明をすることになったのは、中皮腫の腫瘍マーカーＥＲＣを開発したことにありました。中皮腫の腫瘍マーカーＥＲＣを開発したといっても、私は中皮腫を研究していたわけではありません。炎症（肝炎ウイルス）による肝発がんや遺伝による腎発がんの研究をしてきて、そのなかで腫瘍マーカーＥＲＣを開発するにいたったのです。

一九九五年に中皮腫の発生を早期に血液診断できる中皮腫の腫瘍マーカーＥＲＣを開発して、その一〇年後にクボタ・ショックが起きたわけです。

アスベスト・中皮腫外来で腫瘍マーカーERCを使って早期発見に努めました。ところが中皮腫に慣れた医師が少なかったので、私が問診と中皮腫の説明を担当することになります。

患者の待ち時間を利用して問診と中皮腫の説明を一人三〇分程度行いました。不安と悩みを抱えた患者ばかりです。患者の声に耳を傾けて、自分の言葉で対応した経験が、「がん哲学外来」につながるのです。

二〇〇八年、「がん哲学外来」がスタートする

朝日新聞や毎日新聞、読売新聞などがアスベスト・中皮腫外来の取材に来ました。当然これは順天堂医院の宣伝になります。どうしてマスコミが取り上げてくれたかというと、クボタ・ショックの事件性と全国に先駆けた外来であったことが大きかったと思います。

さらに私が新渡戸稲造のシンポジウムを主催していたことも関係しています。なぜなら、シンポジウムを取材してくれた記者が、アスベスト・中皮腫外来も取材してくれたからです。腎発がんの研究と新渡戸稲造のシンポジウムが、アスベスト・中皮腫外来につながり、さらに「がん哲学外来」につながったというわけです。

アスベスト・中皮腫外来の二年後、二〇〇七年にがん対策基本法が施行されます。これを受けて全国のがん拠点病院は、がんの相談窓口を開設しました。順天堂医院にも新設されましたが、なかなか利用してもらえません。

アスベスト・中皮腫外来で実績のあった私は、院長や事務長から「何かいい考えはないか？」とたずねられ、「がん哲学外来」を提案しました。「では、試しに期間限定でやってみよう」と許可され、二〇〇八年、「がん哲学外来」の第一号が順天堂医院に開設されました。

「がん哲学外来」を開設するにあたって、「無料」「カルテなどの記録はとらない」「一人の面談時間は三〇分から六〇分程度」を要望しました。この方針に対して、周囲の医師は否定はしないまでも驚いたでしょう。

どうして順天堂医院がこれらの条件を受け入れたかというと、アスベスト・中皮腫外来に満足する方が多かったので、「がん哲学外来」も望む方は多いだろうと考えたからです。望む人がいれば病院は許可するのです。これは何か新しいことをやりたいと考えている医療従事者の参考になる事例だと思います。

とはいえ、無料にも関わらず看護師二人に手伝ってもらわないと運営できないので四月から三ヵ月間限定で実施は五回のみ。一日八組、全四〇組というものでした。

この規模なら研究と講義と並行して実施できるだろうと思って募集したら、すぐにスケジュールは埋まって、多数のキャンセル待ちが出てしまったのです。これは大変なことになったとあわて、同時に気の引き締まる思いもしました。

「がん哲学外来」の日は、朝から夕方まで来談者と向き合うことになりましたが、「大変だからやめよう」とは思いませんでした。がんの患者や家族の悩みや苦しみは多岐にわたり、知れば知るほど何とかしなければと思うばかりでした。

「がん哲学」という名称

「がん哲学」という名称について少し説明しましょう。二〇〇一年に日本学術会議の機関誌に寄稿した論文で、初めて「がん哲学」という言葉を公に使いました。

「風貌を見て、心の状況まで読む病理学」といった吉田富三は、「がん細胞で起こることは人間社会でも起こる」という哲学を残しました。私は「吉田富三は顕微鏡を考える道具に使った最初の思想家」だと捉えて、吉田富三の思想を「がん学」と呼びました。

吉田富三の「がん学」と南原繁が追求した「政治哲学」をドッキングさせて「がん哲学」という言葉をつくりました。

がんと哲学を結びつけたのは、がんにはわからないことが多いからです。哲学といっても、ソクラテスやプラトンのような論理学的なものではなく、他者とどう接するか、どういう心構えで生きるかという人間学の色彩が強いものです。がん細胞はウイルスのようにほかの生物から人間の身体に移るのではなく、その人の細胞から発症します。これを吉田富三は「がんは身の内」と表現していますが、説明できない生命現象に対して、私は哲学という言葉を当てたのです。

生物学の法則と人間学の法則、そして鵜峠《うど》で感じた温かい視線をプラスしたものが「がん哲学」で、ミクロの世界の生命現象と人間社会というマクロの苦悩などを考える新しい領域として提唱しました。

しかし「がん哲学」と名乗っても初めて聞いた人は理解できません。「がん哲学」に「外来」を付けるとさらにわからなくなります。ところが順天堂医院で開設すると殺到したのです。がん相談支援センターというわかりやすい名称のところに人は集まりませんでした。同じ病院なのに不思議です。

私はわけがわからない名称だったから逆に集まったと思っています。がん相談支援センターというわかりやすい名称に、患者は上から目線を感じ取って避けたのかもしれません。

『がん哲学外来』って何だろう」と興味をもった患者もいたでしょう。「きっと対応する医者も『がん哲学』の意味はわかっていないだろう」と思って、患者は心を開いてくれたのかもしれません。

とにかく切実な悩みを抱えるがん患者の心には響いたようです。希望者が集まったときは「思いが通じた」と思いました。「もっとわかりやすい名前がいいんじゃないか」とアドバイスしてくれる人もいました。しかし結果的に、誰もわからないネーミングが良かったと思っています。

「がん哲学外来」を開設してわかったこと

「がん哲学外来」を開設したとき、来談者の相談は病気に関する不安や悩みがばかりだろうと予想していました。ところが会ってみると、家族や職場の人間関係の心の苦しみが多かったのです。

それから一〇年以上が経って、職場の悩みは減ったように感じます。仕事と治療などの両立に対する社会全体の意識が上がって、がん患者の働く環境が向上したからだと思います。

一方で、家族の人間関係に関する悩みは一向に減る気配はありません。家族内の悩みの場合、患者の話だけを聞いても判断できないので、再度家族の方と一緒に来てもらうこともあります。

家族内の悩みの原因は、家族の距離に問題があるケースが多いようです。家族が患者に寄り添う訓練ができていないことが理由の一つです。

わかりやすい例は一緒にいる時間の少なさです。会話がないと同じ部屋に一緒にいることができないのです。患者が自分の部屋に入ってしまうか、家族が自分の部屋に入ってしまうかのどちらかです。これまではそれでも良かったのかもしれませんが、病気になると人の気持ちは弱くなるので、患者は一人の孤独に耐えられないのです。

また、患者と医師の関係も難しい問題があります。通院生活のがん患者は、家と病院が生活のほとんどを占めます。医師とは医療の話はできても、家族の悩みを相談することはできません。相談できない理由はいろいろあると思いますが、がんになって不安を抱えている患者にとって、本当に必要なのは医学的な情報ではなく、悩みを話せる相手なのです。これらが「がん哲学外来」を開設して具体的にわかったことです。

アメリカやイギリスでは、医療従事者以外の人が医療機関と患者を橋渡しするペイシェント・アドボケイト（患者の権利擁護システム）が運営されています。医師中心ではなく、患者中心の視点が医療現場に導入されているのです。

人生から期待されている

がん患者は病気を治すことだけでなく、人とのつながりを感じ、尊厳をもって生きることを求めています。がん患者の尊厳というのは、太陽の光が心に差し込むことです。「人とのつながりを感じたい。尊厳をもって生きたい」という患者の気持ちが、「がん哲学外来」を必要とします。「がん哲学外来」の対話は、殺伐《さつばつ》とした現代社会の要請です。

人は健康でも「自分は絶望のなかにいる」と思うことがあります。憂うつになるのは人生に期待しているからで、「人生からは期待されている」という視座に立つことができれば、心が解放されて違う道が見えてくるでしょう。または、競争心を捨てることが重要です。がんになったとたんに「これで私の人生は終わりだ」と思いつめる患者は、自分と他者を比べる傾向が強いようです。

たしかに比較の思考を捨てるのは簡単ではありません。内村鑑三は「人生の目的は金銭を得るにあらず、品性を完成するにあり」と語っています。比較や競争心を手放せば、劣等感や傲慢《ごうまん》さ、思い違いが消えて穏やかな生活がやってくるはずです。その生活の先に品性の完成が待っているのです。

リンゴの木を植える

ドイツの宗教改革者マルティン・ルター（一四八三〜一五四六）は、「たとえ明日、世界の終わりでも、私は今日リンゴの木を植える」という言葉を残しました。この言葉でルターは何を伝えたかったのでしょうか。私なりに考えてみました。

まずリンゴの木を実際に植えるか否かを問題にしていないことは明白です。心のあり方を問いかけているのです。この言葉には押しつけがましさがありません。自分と向き合う生き方、つまり品性が伝わってきます。新渡戸稲造は「何かをなす前に、何かであることを考えよ」といいましたが、ルターも何かであることの大切さを伝えようとしているのでしょう。

アウシュビッツ強制収容所から生還したオーストリアの精神科医であり心理学者のヴィクトール・フランクル（一九〇五〜一九九七）は、アウシュビッツの強制労働の合間に恐ろしいほどきれいな夕焼けを見たと語っています。いかなる状況でも自分らしさを忘れてはいけないというフランクルの教えは、ルターの言葉と共通したものを感じ取ることができます。

ところで自分らしさとは、自分の価値観を大切にして無理なく行動したり話したりすることです。つまり健康状態や他者、環境に左右されることなく、肩の力を抜いた自然体の自分でいられることを自分らしさといいます。

人生に期待するのではなく、人生から期待される自分らしい生き方。その生き方の答えをルターの言葉から感じるのです。

「言葉の処方箋」とは

誰かからかけてもらったひと言で、人の気持ちは大きく変化します。がん患者も同じで、小さなひと言で悩みや緊張感から抜け出せることは少なくありません。私はこのような言葉の効用を「言葉の処方箋」と呼んで、「がん哲学外来」の対話の軸にしています。

「がん哲学外来」の対話において、私は神経を集中させて来談者の話を聴き、自分の存在をかけて「言葉の処方箋」を出します。言葉というのは、何をいうかではなく誰がいったかが重要なので、「言葉の処方箋」に私自身の言葉を使うことはあまりありません。

南原繁や新渡戸稲造、内村鑑三、矢内原忠雄、吉田富三などの先人が残した言葉を自分なりの解釈を加えて、来談者の心に響くように伝えます。

私がこの五人の先人から教えてもらったことを突きつめれば、「九九人が必要ないといっても、一人が求めていれば、その人のために行動しなさい」ということです。これを私は生きる基軸にしてきました。ですから、来談者の生きる基軸になると確信して「言葉の処方箋」として伝えています。

「言葉の処方箋」は文語体で短くまとめることを心がけています。短いほうが来談者の気持ちに留まりやすく、覚えやすいからです。

「言葉の処方箋」の良いところは、金銭的負担もなければ処方薬も必要なく、副作用もない点です。ただし、名言を伝えるだけでは処方箋にはなりません。私自身が心に染みた言葉だけを伝えなければなりません。

「言葉の処方箋」の効果をさらにつけ加えると、言葉というものは、受け取った人の心のなかで論理が展開していきます。「がん哲学外来」で受け取った「言葉の処方箋」を、家に帰って一人で落ち着いて反芻《はんすう》することで効き目が増すのです。そうした「言葉の処方箋」は、その後の人生においてずっと効き続けるはずです。

「言葉の処方箋」の例

ある日、「がん哲学外来」を訪ねてきた患者は、体調ではなく仕事のストレスを抱えていました。がん治療を終えて仕事に復帰できても、元の職場に戻らせてもらえない。がんによって人生が終わってしまったと嘆きます。

私はこの患者に内村鑑三の「人生の目的は品性を完成することにある」という言葉を、タイミングをみて「言葉の処方箋」として送りました。

人生の目的は仕事の成功でも世間の賞賛でも、経済的成功でもありません。そういうことに一喜一憂するよりも、自分の目の前にあることに一生懸命に取り組み、周囲の人たちに喜んでもらうことが何よりも大切です。そのような行動で品性は磨かれます。品性は道徳的基準からみたその人の人柄や人格のことですが、品性が磨かれたとき、いまの職場の不満はとても小さなものだったことに気がつくでしょう。

もちろん、職場に不満を抱えている患者全員に同じように「人生の目的は品性を完成することと」を伝えているわけではありません。対話のなかでその来談者の心を感じ取って先人の言葉を選んでいます。

そうはいっても傾向はあります。がんの宣告を受けて平静を失っている患者には「目下の急務は忍耐あるのみ」、生きた証《あかし》を残したいと願う患者には「勇ましい高尚な生涯」、自殺未遂をしかねない患者には「あなたには死ぬという大事な仕事が残っている」という内容をその人に適したかたちで「言葉の処方箋」として伝えます。

来談者の心にヒットしたかどうかは表情を見ればわかるので、様子をうかがいながら対話を進めていきます。

「言葉の処方箋」はがん治療に有効か

「言葉の処方箋」を中心に対話を進めていくと、ほとんどの患者が涙を流します。悲壮感を漂わせた方や、人前で泣いたことがないという方まで涙を見せるのです。患者だけでなく一緒に来た家族も同じです。

そして部屋を出るときには、患者も家族も表情が明るくなっているので、私も本当にうれしいです。がん患者の苦しみは深く、深い苦しみを抱えた人の笑顔を見ると、人間の尊厳にふれたようにすら感じます。私が「がん哲学外来」を続けられる理由がここにあります。

それまでうつ的になったことのない人でも、がん宣告を受けてうつ的になることは珍しくありません。うつ的になったがんの患者で、自殺未遂を起こす方は三人に一人はいるといわれています。

うつ的になった患者でも、「言葉の処方箋」で症状が改善するケースは少なくありません。それはがんになるまでは、うつ症状ではなかったという理由もありますが、いかに言葉が人の心を動かすかという証だと思っています。薬に頼るよりも言葉による治療のほうが依存性もなくて安心です。

では、対話による「言葉の処方箋」が、がん治療に有効かというと、とても繊細です。もっとも懸念するのは、藁《わら》にもすがる思いの患者に過度の期待を抱かせてしまうことです。過度の期待は苦しみを大きくするので、「がん哲学外来」の本望ではありません。

治療という部分では、「がん哲学外来」は何の解決もしていません。解決はできないけれど気持ち次第で解消することはできる。これが「がん哲学外来」であり、「言葉の処方箋」です。

解消というのは「言葉の処方箋」によって、その悩みの順位が下がる状態を指します。順位が下がるだけで悩みはなくなりません。治療で完治するのとは違います。

たとえば、その患者の悩みが家族とのコミュニケーションだとしたら、意思疎通の悩みは解決しないけれども、「言葉の処方箋」によって優先順位が下がるということです。家族の悩みの順位が下がってほかに目が向くようになれば、目が向いた部分によって生活が明るくなる可能性があります。

「がんになって苦しい自分」という暗く狭い洞窟から、一度外に引っ張り出してあげれば、客観的に自分を捉えることができます。その一助となるのが「言葉の処方箋」です。

「ほっとけ 気にするな」

二〇一八年に製作されたドキュメンタリー映画『がんと生きる 言葉の処方箋』のサウンドトラック&コンセプト・アルバムCD『音楽の処方箋 Music as Healing』に、私が作詞した「ほっとけ 気にするな」という曲が収録されました。この歌詞から「言葉の処方箋」を理解してもらえると思います。

「ほっとけ 気にするな」

歌：田島玲子　作詞：樋野興夫　作曲：鈴木穂波

（1）ほっとけ、ほっとけ 気にするな！ 人生いばらの道されど宴会
全力を尽くして心の中でそっと心配する
にもかかわらず、笑う
相手を責めるよりユーモアで包む
八方塞がりでも天は開いている
器を空っぽにすると新しい水で満たされる 人生とは、心の持ち方
ほっとけ、ほっとけ 気にするな！

（2）ほっとけ、ほっとけ 気にするな！ 種を蒔く人になる
涙とともに種を蒔く人は人生の意味を知る
馬から下りて花を見る
一周遅れの先頭の責務「解決」はできなくても「解消」はできる
人生に期待できなくなっても人生から期待されている

病気は人生の夏休み
ほっとけ、ほっとけ、ほっとけ 気にするな！
（3）ほっとけ、ほっとけ、ほっとけ 気にするな！ 苦しみが品性を磨く
人生にはもしかするとこのときのためと思えることがある
あなたはそこにいるだけで価値がある存在
「余計なお節介」ではなく「偉大なるお節介」
視野の広さをもって優雅にかつ力強く
範囲の拡がるにしたがってますます強度に
一貫した生き方　ほっとけ、ほっとけ 気にするな！

死ぬという大事な仕事

一〇〇年前の日本人の平均寿命は四〇歳台で、現在は八〇歳台です。寿命が延びても生きるという生物的な部分に変化はないので、人体の仕組もがん細胞のメカニズムも変わっていません。二人に一人ががんになる時代になったのは、寿命が延びたからです。昔はが

んが発病する前に亡くなっていたのです。

二人に一人ががんになるということは、がんは身近な病気の一つという認識が必要です。たとえば糖尿病と同じように慢性病になったのです。

現代医療ではがんは防げません。防ぐことはできないけれど、やがて死と直結する病気ではなくなるでしょう。がんになっても死なない時代は、いずれやってきます。

患者は仕事など社会との関わりをもちながら、慢性病のがん治療を続けることになるわけです。そうなると、いま以上に周囲や社会との接点が重要になります。がんとの共存の時代です。

がん医療とがん研究の目的は、人の身体に巣をつくったがん細胞に介入して、その患者の死期を再び未確定の彼方に追いやり、死を忘れさせる方法を成し遂げることです。目の前にいるがんの患者は、そのがんでは亡くならない。ほかの病気で亡くなる。これががん治療の目的で、この先には「天寿がん」というがんとの共存が待っています。

しかしそれでも人は最後には亡くなります。「あなたには死ぬという大事な仕事が残っている」と伝えるのも、医療従事者の仕事ではないでしょうか。

「がん哲学外来」の対話のなかで、私は「できることは全力を尽くす。コントロールできないことは受け入れる覚悟が必要です」と患者に伝えます。「がん哲学外来」を訪れたがん患者のなかには、この覚悟をもって人に尽くし、病気であっても病人にならずに死ぬという大仕事を全《まっと》うしようとしている方が少なくありません。

がん診療は楕円形で

一般的に「がんと宣告された」「がんと告知された」といいますが、宣告や告知という表現はあまりほかの病気には使われていません。それはやはり、がんが特別な病気であるという意識を社会全体で共有しているからです。

たしかにがんと診断されたときの患者の衝撃は大きく、「がんと宣告されて目の前が真っ暗になった」という話をよく耳にします。抑うつ状態になって、治療に前向きになれない患者は少なくありません。

誰でも健康状態では当たり前だと思って日常生活を送っています。ところが重い病気などで自分ではどうすることもできない状況になると、当たり前だと思っていたことが、実はそうではなかったと気がつきます。

「がん哲学外来」には、このように新しい日常に戸惑う患者が訪ねてきます。交わされる対話は多岐にわたり、そういうなかで言葉の処方箋として内村鑑三の「楕円形の話」を伝えることがあります。「楕円形みたいに中心を二つもって人生を送ることを、内村鑑三という明治時代の思想家が提案していてね」といってその意味を説明します。

楕円形はがん診療にも当てはまります。がんの治療（手術・放射線・化学療法・分子標的治療）を中心の一つとするなら、「がんにも関わらず人生を全うする」という意識をもう一つの中心にすることで患者は心に落ち着きをもつことできます。このような考え方を患者に伝えることもがん診療の役割だと思うのです。

しかし現実は人手不足や時間の制約、利益率などさまざまな事情で、医療従事者はそこまで対応することができません。現在のがん治療に欠けているもう一つの中心として、「がん哲学外来」が広く全国に広がることを私は望んでいます。

暇げな風貌と沈黙

暇そうな雰囲気を醸し出すこと。これは私が対話で心がけていることの一つで、「暇げな風貌」といっています。

人は誰でも、忙しそうにしている相手には心は開きません。まして、忙しそうにパソコンの画面から目を離そうとしない医師に、信頼を寄せる患者はいません。それに対して、暇そうで脇が甘そうな風貌が話し相手なら、自然と心を許して言葉が出やすくなるものです。

がん患者が接してきた心療内科の医師やカウンセラーは、無意識のうちに「先生」の立ち位置から関係性を築こうとします。診る者と診てもらう者という立場から、患者はいいたいこともいえない弱い存在になっています。

「がん哲学外来」では、この構造をつくらないために暇げな風貌をポイントの一つに据えています。こう説明すると、「安心するように演技しているのか」と思うかもしれませんが、そんなことはありません。

もともと私は子どものときから何をするのも遅くて、よく周りの人から「人より三〇秒返事が遅い」といわれました。たとえば「何が食べたいの？」とたずねられると「どうしようかな」と考えてしまう癖があるので、すぐに返事をしたり判断や行動がとれないのです。いわゆる打てば響くタイプの逆です。

しかし私は対話のとき、この少し遅れる三〇秒を大切にしています。来談者によって会話のテンポは異なります。会話の流れにわずかな間が空いたり、しばし沈黙が続く方もいます。そんなとき流暢《りゅうちょう》に話すカウンセラーなどは、自分が主導して会話を進めるでしょう。しかしこれはがん患者のように不安や悩みを抱えた方に対して、賢明な会話法とはいえません。

来談者の言葉が途切れたら、私は沈黙を共有します。これは私のもともとの癖でもありますが、沈黙の共有は信頼関係を深める時間でもあることを体験的に知っているからです。話すことより話さないことのほうが大切な状況もあるのです。

患者が涙を流しながら「死にたい。もう生きていたくない」と口にすることがあります。こういうとき私には、思いとどまらせるようなことを流暢に話すことができません。私はただ下を向いてお茶を飲みます。ここで何をいっても患者の心に響くとは思えないからです。

こういう患者に対して励ましたり、諭したり、お説教をしたりすることはまったくの無駄です。何を口にしても患者を傷つけるだけです。だから私はお茶を飲むのです。「がん哲学外来」の対話にお茶は必需品です。

「がん哲学外来」は医療ではなく人間学の場です。がん患者の個性を引き出す。これが「がん哲学」の理念です。がん患者自身が変わらないかぎり何も変わらない。がん患者が変わるためには、沈黙が必要なときもある。暇げな風貌は沈黙とよく似合うのです。

具体的な対話の例

「がん哲学外来」の対話の様子を例文で具体的に紹介しましょう。

まず予約の段階で私が知っている来談者の情報は名前程度で、患者か家族の方かもわかりません。ですから、来談者がどのような悩みを抱えてここに来られるのか、会って話をするまでまったくわかりません。

椅子に座って待っている私は、スーツは着ているものの白衣も聴診器もつけていないので、来談者には医師には見えないかもしれません。さらにテーブルの上にはパソコンもノートもペンもありません。そこにあるのはお茶だけです。記録をとらないのには理由があります。「がん哲学外来」は、診察の場ではなく対話の場だからです。

対話をするにあたって私が心がけているのは暇げな風貌です。できるだけ暇そうな雰囲気で、脇を甘くして来談者を待つ。これが「がん哲学外来」のスタイルです。

初めて来て、何を話していいのか戸惑う来談者は珍しくありません。がんになったという衝撃が強すぎて、気持ちの整理がつかないのです。まして悩みは他人に話しづらいものなので、流暢《りゅうちょう》に話せなくて当然です。

そういうとき私は「何を話せばいいのかわからないんですね」と声をかけます。来談者は小さくうなずきます。私も「それでいいんです」とうなずいて、ゆっくりと来談者の周辺情報などを聴きはじめます。このように、対話は来談者の気持ちを優先してはじまるのです。

それでは男性の患者を例に、具体的に対話を見ていきましょう。

男性：失礼します。
樋野：どうぞ、座ってください。
男性：（座るが黙っている）
樋野：（沈黙を受け取ってからゆっくりと）どこから来ましたか？
男性：○○市です。
樋野：ここまで小一時間はかかりますね。遠くから大変でしたね。
男性：いえ、そんなことは……。
樋野：今日はどういうお話でいらっしゃいましたか？

男性：（黙っている）
樋野：何を話せばいいのかわからないんですね？
男性：（黙ってうなずく。次の言葉は出てこない）
樋野：（沈黙を受け取り）それでいいんです。時間はありますから、ゆっくりいきましょう。まずはお茶でも飲みましょうか。
男性：（お茶を口に運ぶ。少しの間があって）あの、私、腎臓がんで一ヵ月ほど前に摘出しました。
樋野：（男性の会話のスピードに合わせてゆっくりと）そうですか。
男性：いまは抗がん剤を投与する治療を受けています。
樋野：病院はどこですか。
男性：○○大学病院です。
樋野：しっかりした良い病院ですね。治療は任せておいて大丈夫だと思いますよ。
男性：はい、お医者さんも看護師さんも感じのいい方ばかりで、病院に不満はありません。だけどやっぱり再発が心配で……。
樋野：再発の不安は誰でも同じです。不安にならない人なんていません。ご家族は？

男性：妻と息子の三人家族です。息子は社会人で自立しています。

樋野：お子さんに手がかからないのはいいですね。

男性：ええ、息子は私のがんを冷静に受け止めています。でも妻は動揺しています。本当は仕事とか今後のことを話し合わなくてはいけないんですが、切り出せなくて。

樋野：いまおいくつですか？　お仕事は？

男性：五三歳でゼネコンで営業をしていますが、いまは休職中です。有給や代休が貯まっていたこともあって、三ヵ月間休みが取れました。

樋野：それは何よりです。いまはゆっくりしてください。

男性：ゼネコンの営業は億を扱う仕事で、進行や安全面でも神経をすり減らします。それで退職を考えているんですけど、心配をかけちゃいけないと思って妻に相談できなくて。そういうこともストレスになります。

樋野：でもまだ、休みが十分にあるじゃないですか。

男性：三〇年間仕事漬けの毎日だったのが、急に家にいるようになると「働かなくていいのだろうか」という罪悪感と「復帰してもやっていけるんだろうか」という不安が交互に襲ってくるんです。

樋野：（お茶を飲む。沈黙が部屋を支配する）せっかく時間があるんだから、仕事について考えるのは、先延ばしにしてもいいんじゃないですか。

男性：先延ばしですか。そんなこといままで考えたことなかったです。サラリーマンにとって先延ばしはタブーですから。そうか、先延ばしを選択肢にしていい状況なんですよね。

樋野：そうですね。健康で仕事に打ち込んでいたときと状況は違います。現在の自分の状況を客観的に見るのも大切ですよね。ところで趣味は何ですか？

男性：ゴルフと映画を観ることです。

樋野：主治医から運動の許可は出ていますか？

男性：ゴルフならいいといっていました。

樋野：それなら気の置けない友だちとゴルフをするのもいいと思いますし、奥さんと映画を観にいくのもいいと思いますよ。

男性：抗がん剤でつらいときはそうでもありませんが、体調がいい日は逆にいろいろ考えてしまうんです。

樋野：そういうときほど外に出ましょう。ちょっとした散歩でも気分転換になりますよ。

男性：会社を辞めたとしても、毎日何をしていいかわからなくて。本当はそういう話を妻としたいんですが、なかなかそうもいかなくて。

樋野：(会話が少し噛み合っていないが気にしない) 結論は急がなくていいんじゃないですか。「やるだけのことはやって、後のことは心のなかでそっと心配していればいい。どうせなるようにしかならないよ」って、これは勝海舟の言葉です。

男性：はあ、そうですか……。

樋野：病気になって生活が変わって、いろいろ考えてしまうなら、いますぐ答えを出さなくていいんじゃないですか。何かをしながら考えましょう。何かをするというのが、案外いいかもしれませんよ。ゴルフをしたり映画を観たり、友だちと会ったり、メディカルカフェを覗いてみるのもいいと思いますよ。きっとメディカルカフェでは自分よりも大変な状態にある人に出会うでしょう。そういう人たちの行動や生活から学ぶことがあるかもしれません。そしてじっくり考えましょう。メディカルカフェでは、降りかかる災難や理不尽と思えるできごとと向き合って、それでも笑顔で人のために活動しているがんの患者さんがいっぱいいます。そういう人たちとふれ合うことからはじめてみましょうか。いますぐに仕事などの将来を決めるのは大変ですよ。考えすぎるとつらいしね。

男性：そうですね。毎日家にいても滅入るだけだし。

樋野：試行錯誤をしたらいいんですよ。試行錯誤の時間も大切です。やるだけのことをやれば、後はどうせなるようにしかならないんだから、後のことは心のなかでそっと心配していればいいんです。

男性：そうですよね。そうだと思います。

樋野：心配したり考え込むのは一日一時間と決めましょう。

男性：起きているあいだ、ずっと何かで悩んでいます。これを機会に一時間と決めてみます。

樋野：そうですよ。いくら考えても、どうせなるようにしかならないんだから。「人生いばらの道、されど宴会」っていわれています。

男性：え？　宴会って？

樋野：人生にはいろいろなことが起こるけど、落ち込むのも発奮するのも自分次第。自分がやりたいと思えば、今晩楽しい宴会を開くこともできるはずです。友だちとやってもいいし、奥さんと二人でやってもいいし、一人でやってもいいんです。

男性：そうですね、そうですよね。
樋野：今度は奥さんと一緒に来てください。
男性：わかりました。妻と一緒に来ます。
　男性は笑顔を見せて部屋を後にしました。

　このような感じで一時間ほど対話をします。ここでは勝海舟の言葉を「核になる言葉」としました。「がん患者というのは」というような一般論では語りません。あくまでも来談者個人の風貌を見て、悩みや不安を感じ取って言葉を紡ぎます。
　がん再発の不安、妻との接し方、毎日の過ごし方、仕事をどうすべきかなど、いくつかの悩みが語られました。悩みはこのようにいくつも混在しているものです。来談者自身が混在した自分の悩みを自覚しなければ何もはじまりません。「がん哲学外来」はそのきっかけの場でもあるのです。

病気であっても病人ではない

「がん哲学外来」では、来談者の風貌を見て不安や悩みを聴いて、言葉の処方箋を伝えるわけですが、これは私が病理医だからできたのだと思っています。もし私が臨床医だったらできなかったでしょう。

なぜ病理医だとできるのかといえば、顕微鏡で正常細胞とがん細胞を見て、その細胞の風貌から三〇秒で病理診断をするのが病理医の仕事です。こういう訓練を積んでいると、人の風貌を見ただけで心まで読むことができるようになります。だから病理医は「がん哲学外来」に向いているのです。

逆にいえば、「来談者の風貌から正確に読み取ったか？」「いま自分が伝えた言葉の処方箋は、単なる言葉遊びではないといい切れるのか？」と自らを戒《いまし》めながら対話に臨んでいるわけです。

言葉の処方箋はその瞬間に紡ぐもので、あえて説明すれば論理というよりもその言葉自体に魅力があって、哲学というよりも人間学であり、根底ではその人の生き方を問うものです。

ところで、患者ががんと向き合うときにもっとも大切なことは、「病気であっても病人ではない」という心構えです。病気になるのは仕方がありません。病気は仕方がないけれど、病気になったときにどう対応するかという心構えが大切です。「がんも自分の個性だ」

と考えることができれば、悩みの多くが解消するはずです。

病気になると気持ちに余裕がなくなり、この治療はベストだろうか、検査数値が少し悪くなったのは再発したからではないかなどと、些細《ささい》なことも気になってしまいます。このように病気に心を支配されている人を病人といいます。

それに対して、病気になっても希望をもって生きている人、自分の意志で生きている人を誰が病人と呼ぶでしょうか。病気であっても病人ではないとは、こういう人をいうのです。

この世を去るとしても、花に水を

人生でもっとも大切なことは何か。私は「自分の使命と役割を見つけること」だと考えています。

誰にでも使命と役割はあります。経済的に成功した人にも、挫折して希望がもてない人にも、同じように使命と役割はあります。ただし、使命と役割は一生という長いスパンで捉えるものではありません。

クラーク博士（ウィリアム・クラーク〔一八二六～一八八六〕）は、「少年よ、大志を抱け」で有名な札幌農学校の初代教頭ですが、八ヵ月だけ教頭を務めてアメリカのボストンに帰国します。しかしその後、事業に失敗して破産してしまうのです。

札幌農学校に入学した内村鑑三は、ボストンに会いに行きました。しかし落ちぶれたクラーク博士の姿を見て内村鑑三は失望してしまいます。内村鑑三が訪ねて数年後、札幌から帰国して約九年後にクラーク博士は生涯を閉じます。クラーク博士は亡くなる間際に「我が人生は札幌の八ヵ月にあり」と言い残し、それを知った内村鑑三は感動し改めて尊敬するのです。

クラーク博士は自分の人生における使命と役割を見つけることができたわけです。誰にでも使命と役割があって、それが短期間の実践であっても「このときのために自分は生まれたのではないか」と気がつくことができれば、人生でもっとも大切なものを手にできるのです。

がんになった患者も同じです。私は「がん哲学外来」の対話で、「がんになっても使命と役割を見つける姿勢が大切だ」と伝えています。これを伝えることが私の使命と役割だと思っています。

話は変わりますが、殻に閉じこもったある患者に、「あなたは明日この世を去るとしても、今日、花に水をやりますか?」とたずねたことがあります。

患者が「死ぬのに、花なんか気にしていられませんよ」と答えるので、「あなたが水をやらなければ、その花はすぐに枯れてしまいます。でもあなたが水をやれば、花を咲かせるかもしれません」というと、しばらく考えて「水をやってみるのもいいかもしれませんね」といってくれました。

その後、この患者は殻から出ることができて、私に向かって「自分には死ぬという大事な仕事が残っているんですね」と言いました。そして「小学生の娘がいるんです。父親として娘のために最後まで頑張らなくちゃ。家族には頑張る姿を見てもらいたいから」と微笑みました。この患者は、自分の使命と役割を見つけることができたのです。

空っぽの器に新しい水を

「がん哲学外来」は空っぽの器のようなものだと思っています。どんなに水を入れても底が抜けない器で、私やスタッフはその器を丈夫にしているだけです。水は悩みや苦しみのことで、空っぽの器に誰が水を注いでもいい。丈夫だからどんな水でも受け止めます。

あるいは器を人の心にたとえることもできます。水が澱《よど》んでしまった器は、古い水を捨てて新しい水を入れればいい。新しくて新鮮な水を注いでもらうためには、器を空っぽにしなくてはなりません。これは心の変化を意味します。古い悩みを捨てて新たな気持ちで生活しましょうということです。もし、いまあなたが何か嫌なことを引きずっていたら、「古い水は捨てて、新しい水に入れ替えよう」と心のなかでつぶやいてみましょう。

吉田富三は一九六八年に「電子計算機時代だ、宇宙時代だといってみても、人間の身体の出来と、その心情の動きとは、昔もいまも変わっていないのである。超近代的で合理的といわれる人でも、病気になって、自分の死を考えさせられるときになると、太古の人間に帰る。その医師に訴え、医師を見つめる目つきは、超近代的でも合理的でもなくなる。静かで、悲しく、哀れな、昔ながらの一個の人間に帰るのである。そのときの救いは頼りになる良医がそばにいてくれることである」と語っています。

患者と医師は心のつながりが必要であると、五〇年以上も前に吉田富三が提言しています。

「偉大なるお節介」を焼く

多くの人はお節介を焼いてもらうのが好きですが、「がん哲学外来」の対話で心がけて気をつけていることの一つに「偉大なるお節介」があります。

相手にとって大事なことを考えて、相手がその通りだと感じる言動が「偉大なるお節介」で、自分の一方的な思いや気持ちで接するのは「余計なお節介」です。「余計なお節介」を焼かれた相手は迷惑なだけで、もちろん「余計なお節介」は避けなければいけません。たとえば、アメリカではボランティア教育が定着してるためか、困った人を助けする習慣が根づいているのです。日本はアメリカと比べると、ボランティア精神後進国のように感じます。

「がん難民」という言葉があります。大学病院などの高機能病院で治療ができなくなったがんの患者が、見放されて行き場をなくす問題を指す表現です。日本はがん難民が多いといわれています。「偉大なるお節介」が不足した結果、がん難民が増えてしまうのです。日本人の二人に一人ががんになる時代では、がんは医療機関や患者、その家族だけの問題ではありません。社会全体の課題なのです。社会全体で「偉大なるお節介」を焼かなくてはならない時代であることを、日本人は気がつかなくてはなりません。

自分が困ったときに誰かがそばにいてくれるかどうか。これはその方の幸福度を確認する目安になりますが、常日頃から周囲の人に「偉大なるお節介」を焼いていた方にはそばにいてくれる人がいるものです。そういう意味でも、社会全体で「偉大なるお節介」の土壊をつくっていかなくてはなりません。

本来、がん患者に焼く「偉大なるお節介」は、医療機関が主導しなければなりません。しかし医療者は忙し過ぎて、「偉大なるお節介」どころか、お節介そのものを焼く余裕はありません。

だからこそ逆に、「医師は生涯書生」「医師は社会の優越者ではない」「医療には自己犠牲が伴う」という吉田富三の言葉を胸に刻んで、患者と向き合ってもらいたいのです。

全国に広がるメディカルカフェ

現在、「がん哲学外来」とメディカルカフェは全国に広がって二〇〇ヵ所近くになりました。

二〇〇八年一月に順天堂医院で開設された「がん哲学外来」は、病院の外に活動の場を広げました。これを「メディカルカフェ」と呼んでいます。

「がん哲学外来」を期間限定でスタートさせたときにキャンセル待ちが出てしまったので、その方々とお会いするために順天堂医院がある御茶ノ水駅の近くの喫茶店を利用させてもらいました。これが病院の外に出たきっかけで、同年九月に横浜で「がん哲学外来」が実施されました。

横浜では「がん哲学外来」はホテルのロビーを利用させてもらいました。それを知った訪問看護ステーションのスタッフが「うちを使ってください」と声をかけてくれて、訪問看護ステーションで「がん哲学外来」を実施して徐々に全国に広がりました。

「がん哲学外来」は個人的対話が中心で、メディカルカフェは集いの場です。そこにいるだけで心が穏やかになって、元気が出てくるのがカフェの特長です。フロアでみんなでお茶を飲みながら語り合って、その隣の部屋で私が個人的対話をすることもあります。

メディカルカフェの主催者には、がんの患者がたくさんいます。まず患者が立ち上げて、家族をはじめさまざまな方が協力してくれるというのが一つのかたちです。不定期に医療従事者が顔を出して、専門的な話をするカフェもあります。

カフェを訪れた方が「これはいいなあ。自分でもやってみよう」と思って、病院や教会、寺院、公共施設などいろいろな場所を利用して全国的な試みになりました。

立ち上げには多くの苦労があって、運営するにはさまざまな立場や意見をもつ人たちをまとめる大変さがあります。長く続けている方々は、本当に素晴らしいとしかいいようがありません。

さまざまなメディカルカフェ

新渡戸稲造は第一高等学校の校長時代、学校のそばにアパートを借りて週に一回、悩める学生を集めて座談の場をつくりました。新渡戸稲造にならって、矢内原忠雄も学生の語らいの場をつくろうと考えました。残念なことに、胃がんになって実現することはできませんでしたが。

少し変わったメディカルカフェとしては、二〇一六年に中学生が立ち上げた愛知県名古屋市の「どあらっこ」があります。立ち上げた彼には、ドキュメンタリー映画『がんと生きる 言葉の処方箋』にも出演してもらいましたが、大学生になった現在も積極的に活動している姿勢には頭が下がります。

瀬戸内海にハンセン病療養所の国立療養所長島愛生園があります。私は長島愛生園で「がん哲学外来」を実施しました。園には若いときに強制隔離された方々がいて、現在の平均年齢は八〇歳を超えています。がんになった患者もいるので、そういう方々と対話をするわけです。

二〇一二年に初めて実施して、その後は園の人たちが定期的にメディカルカフェを開催していいます。いまでは悩める人たちが園外から来るという場になりました。まさに逆転現象です。

あるとき、「がん哲学外来」を行うために訪問したら、不登校の生徒も来ていました。彼らには居場所がないのです。どこに行っても疎外感があって落ち着かないので、長島愛生園の「がん哲学外来」に顔を出したというわけです。ハンセン病療養所に集まった不登校の生徒と対話をして、「がん哲学外来」の可能性を教えてもらいました。

目標は全国に七〇〇〇ヵ所

こうやって「がん哲学外来」とメディカルカフェの歴史を振り返ってみると、やはり順天堂医院でスタートしたのが良かったと思います。

「がん哲学外来」という聞いたことのない不思議な名称でも、「大学病院がやるなら大丈夫だろう」という安心感があります。これがいきなり街の喫茶店ではじめていたら、敬遠されていたでしょう。信頼を得てから街に出ていくという手順を踏んだのです。内容だけでは物ごとは進まないことを学びました。

メディカルカフェを開くには特別な条件はありません。誰がやってもどこでやってもいい。これがメディカルカフェの長所です。

テーブルを囲んでお茶を飲みながら嫌な顔をせずに一時間、複数の人と楽しく会話ができる方なら誰がやってもいいわけですが、しかしこれが想像以上に難しいのです。一時間、自分も相手も苦痛にならないでいる状況をつくるには訓練を要します。

そう考えると、メディカルカフェを開く条件はハードルが高いかもしれません。もしやってみたいと思う方がいたら、何をやるにしても人間関係があることを忘れないでほしいと思います。

現在「がん哲学外来」は、新渡戸記念中野総合病院の新渡戸稲造記念センター、福島県立医科大学附属病院、埼玉医科大学など少しずつ広がりをみせています。メディカルカフェも二〇〇ヵ所近くになりましたが、二人に一人ががんになることを考えると十分ではありません。私の目標は一五〇〇〇人の人口に対して一ヵ所、全国に七〇〇〇ヵ所の「がん哲学外来」かメディカルカフェを開設することです。ちなみに七〇〇〇ヵ所というのは教会の数と同じです。

第五章

「クオリティ・オブ・デス」を考える

「クオリティ・オブ・デス」の視点

病気や手術後の生活の質を考えるときに「クオリティ・オブ・ライフ」という言葉がよく使われます。もちろんクオリティ・オブ・ライフは重要ですが、私は「クオリティ・オブ・デス」を考えていこうと思っています。

「クオリティ・オブ・ライフ」と「クオリティ・オブ・デス」の違いは出発点にあります。「クオリティ・オブ・ライフ」は、人生をどのように発展するかという考え方です。扇を要から扇面を見るような広がる世界がイメージされます。

それに対して「クオリティ・オブ・デス」は死から考えるので、成長や広がりはありません。死という虚しさから出発して、それでも死の質を高めようとする考え方です。私の専門の病理学は、その人の人生をご遺体から見るので、必然的に「クオリティ・オブ・デス」の視点になります。病理学は人間を誕生から考察することはありません。

誕生から人生を考えると、こういう人間になりたいなど広がる世界が見えますが、死から考えると虚しさが見えるので「ほっとけ 気にするな」という感覚が強くなります。

私たち日本人は「クオリティ・オブ・ライフ」についてはよく考えて、身近な人たちとも話し合いますが、死についてはほとんど考えることも話し合うこともありません。友人と食事をしながら、「私たちもいずれ死ぬけど、死についてどう思ってる？」なんて話をした経験はほとんどないはずです。

死を考えずに暮らしていると、がん宣告を受けたときの衝撃は計り知れず戸惑うばかりで、最終的に最期と向き合ったときに「がん宣告からいまにいたるまでに時間があったのに何もできなかった」と後悔することになります。

人生の最期にどう向き合うか。それは本人次第としかいいようがありません。しかし、最期を自覚したときに後悔しないために、考えておかなくてはならないことがあります。それは「自分が選んだ生き方に覚悟をもっているか」ということです。

後悔しない最期を迎えるために

がんが悪化して死を自覚したとき、日本人の対応は大きく二種類に分かれます。積極的に治療に取り組むタイプと、残された時間を自分の好きなように使おうとするタイプです。私の印象では割合は五分五分で、いずれを選択した人も最期になって程度の差はあっても後悔が残るケースが多いようです。

人生最期の過ごし方を自分で決めたにも関わらず、後悔が残ってしまう。これはどういうことでしょうか。考え方に甘さがあるか、覚悟が足りないのではないかと私は考えています。

では、どうすれば後悔しない最期を迎えることができるのでしょうか。それは日頃から自分の人生と死のかたちを考えてきたかどうかにかかっています。どうして自分の死のかたちを考えることが大切かというと、死のかたちを考えることで人生を俯瞰《ふかん》できるようになって、広い視野で「死」を捉えられるようになるからです。

自分の死に対する視野が広くなることで考え方も深くなって、後悔しない最期を導くことができるのです。これが死の質を高める「クオリティ・オブ・デス」です。

がんが悪化して死を自覚した患者には、覚悟を決めて死と向かい合い、残された人生の生き方を決めてもらいたいと、私は常々考えています。そのために「クオリティ・オブ・デス」の考え方を患者のみならず家族にも伝えています。

「クオリティ・オブ・デス」から最期を考えて生きていけば、自分のみならず、家族や周囲の人の心も明るくなるはずです。

家族との絆を深くする「クオリティ・オブ・デス」

ここで大腸がんで亡くなった六〇代後半の男性のケースを紹介しましょう。その患者は自分の最期を知ると、ドクターショッピングに希望を託しました。

病院を訪ね歩くには、奥さんが運転する車が必要です。奥さんが「その日はちょっと用事があるから」というものなら、「俺が死んでもいいっていうのか！」と怒鳴ります。家族の生活よりもドクターショッピングを最優先することが、がんになった男性の選択だったのです。

その男性が亡くなった後、奥さんと話をする機会がありました。「自分の時間がなくて大変でしたね。苦労したんですね」と私がねぎらうと、奥さんは「ドクターショッピングに振り回されましたが、主人からは一度も『ありがとう』がなかった」と不満をこぼします。

その不満から「亡くなった旦那さんには、きっと『クオリティ・オブ・デス』の視点が欠けていたんだな」と私は思いました。その男性が、残りの人生と死を広い視野で考えることができていたなら、家族を気づかうことができたはずです。

気づかう気持ちがあれば、病院を訪ね歩くにしても家族に感謝を伝えることができたはずです。何かひと言でもあれば、お互いに絆を感じながら死と向かい合えたと思うのです。「クオリティ・オブ・デス」は、本人の終幕はもちろん、周囲の人たちの気持ちを明るい場所に連れていってくれるのです。

「クオリティ・オブ・デス」との出会い

私が「クオリティ・オブ・デス」と出会ったのは、二〇一四年三月のロンドン大学でした。ここで私は「がん哲学 われ二一世紀の新渡戸稲造とならん」の講演の機会が与えられ、私の前に行われたスピーチが「デス・カフェ」の提唱者だったのです。私はこのスピーチで、初めて「クオリティ・オブ・デス」という言葉を知りました。

会場は満席で在英日本人やイギリス人が、熱心にデス・カフェの話を聴いていました。「クオリティ・オブ・デス」の提唱者は医療従事者ではなく一般の方でした。うつ的になった人たちが中心になって、イギリスではすでに八ヵ所ほどでデス・カフェが運営されていると報告していました。

スピーチと同時に、デス・カフェの運営されている様子が映像で紹介されましたが、テーブルを囲んで数人で談笑するなど、その内容はメディカルカフェと基本的に同じでした。

メディカルカフェとデス・カフェの違いは、死について自然に語るか否かです。

一般的に日本の日常で死を語る機会はあまりありません。「死」について勉強している人のあいだでは良いかもしれませんが、一般的には避ける話題です。ですから日本では、デス・カフェよりも間口の広い「がん哲学外来」やメディカルカフェのほうが適していると思います。

ちなみに、「がん哲学」は私が提唱した考え方ですが、医療哲学または看護哲学という学問はあります。

医療哲学はまだ珍しい領域ですが、医学の基礎になる哲学や倫理学を研究する学問です。看護哲学は、哲学のなかでも現象学といわれる領域から考察し、無自覚に行っていたことを再認識する学問です。

自分はこう生き切るという意志

「がん哲学外来」の対話のなかで、がん患者に向かって「あなたには死ぬという仕事が残されている」と伝えることは珍しくありません。日本で死は日常から切り離されているので、がん患者は一瞬嫌な顔をします。日本では「クオリティ・オブ・デス」の考え方は馴染みがないので当然です。

死は悪いものではありません。悪いものというよりも不条理なものです。さらにいえば、自分で考えるしかないものなのです。

私は死ぬことも仕事だと考えていて、それも極めて大切な仕事だと思っています。末期がんで病院のベッドに寝ている患者は、「ベッドに横たわるしかない自分には、もう何もできない」と考え、周囲の人たちもそう思っているかもしれません。しかしそれは違います。末期がんで動けない人にも「死ぬという仕事」が残っているのです。

末期がんになって、死はすぐそこまできているかもしれませんが、「それでも自分はこう生き切る」という姿を示す。その大仕事がまだ残されています。さらにいえば、「自分はこう生き切る」という意志をもった患者は、死ぬ瞬間まで自分を成長させることができるのです。

どういうプレゼントを残すか

死ぬという仕事は、「自分の人生」や「自分の品性」を家族や周囲の人たちにプレゼントするということです。自分の人生や品性を渡して去っていく。これを私は「死ぬという仕事」と呼んでいます。

どういうプレゼントを残すのか。人生の最重要課題です。人生最後にして最大の見せどころといってもいいでしょう。

誕生日のプレゼントでもクリスマスのプレゼントでも、渡した相手が喜んでくれると自分もうれしいものです。人生や品性というプレゼントも同じです。受け取った相手が喜んでくれるものでないと価値はありません。人生や品性というプレゼントが素晴らしいものなら、受け取ってくれた人の記憶のなかで、その人は生き続けることができます。

つまり周囲の人が記憶に留めておきたいと思う人生や品性を残して最期を迎えることが、生きる目的なのです。

ドイツの哲学者イマヌエル・カント（一七二四〜一八〇四）は、臨終のとき「これで良い」といったそうです。勝海舟は「これでおしまい」、内村鑑三の長女ルツ子（一八九四〜一九一二）は、「もういきます」とつぶやいて一八歳で亡くなりました。

これらの言葉からは、後悔どころか満ち足りたものが伝わってきます。周囲の人たちにとって、とても良いプレゼントになったのではないでしょうか。

家族にしこりを残したまま

がん患者の悩みに家族との人間関係があることは前述しました。職場の人間関係は、病気によってもたらされる問題が多いようですが、家族との人間関係は、それまで避けてきた問題が表面化したケースがほとんどです。

いままでは見て見ぬ振りができたことでも、がんになると気持ちが弱くなって蓋をすることができなくなってしまうのです。

たとえば、仕事人間で頑張ってきた五〇代の男性が、がんになりました。奥さんは旦那さんのがん治療に協力的です。これまでも現在も旦那さんは奥さんに、とくに不満はありません。ただ思うのは、仕事のストレスを奥さんにぶつけた後悔です。「いまさら謝るのもおかしいし、健康なときにもっと優しくしておけばよかった」と自責の念にかられるのです。

この例のように、日本人には照れくささから愛情表現ができない人がたくさんいます。誠実な気持ちはあるのに、結局それを家族に伝えられず心にしこりを残したまま亡くなってしまう患者は少なくありません。

もちろん日常的に「愛しているよ」という必要はありませんが、病気になったことを良い機会と捉えて「感謝している」といってみてほしいのです。そんな自分の言葉で見せる家族の笑顔は何よりの励ましになるはずです。

がん患者のいろいろな心配ごと

「がん哲学外来」で暇げに座っていると、いろいろな心配ごとが話されます。

工務店を経営している男性は、遺産のことで悩んでいました。がんが悪化して亡くなった後の分配を心配しているのです。「大した額にはなりませんが、不動産があるんです。争いが起こらないかと」といいます。

これに対する私の答えは「ほっとけ、気にするな」です。いくら心配しても自分が死んだ後のことは、なるようにしかなりません。「そんなに心配なら遺言書を書くとか、方法はいくらでもあるのでは？」と至極当然のことをたずねると、「それはわかっているんですが」と浮かない表情のままです。話をしていくと遺産相続の悩みは表面的なもので、その根っこにある家族の仲の悪さを心配しているのです。

そこで私は「いまからでもやれることはあります。心配するぐらいなら行動を起こしましょう。少しでも仲が良くなれば、それがあなたからの最後のプレゼントになりますよ」といいました。「最後のプレゼントですか。そうですよね。最後のプレゼントは遺産ではなく、昔のように仲の良い家族に戻すことですね」と男性は微笑みました。

肺がんになった七〇代前半の女性は、自分がたばこを吸い続けてきたことを後悔していました。しかしがんを含めたすべての病気は、根拠を明確にすることはできないのです。「もしたばこはやめたほうがいいと思っているなら、今日からでもやめたほうがいいですね」と私は女性にいい、「だけど病気になってから『たばこなんか吸わなければ良かった』と後悔するのは無駄なことです」と続けました。「後悔ではありません。反省しているんです」と女性は少し不満そうです。

「たしかに反省かもしれませんね。ただ、変えられない過去をあれこれ考えるのはやめたほうがいいですね。それよりこれからのことを考えましょう」というと、女性はハッとしたような表情で「そうですねよ」と短く答えました。

それから女性と私は、今後のことを楽しく語りました。

死んだら天国で何をするか、夢をもつ

がんというよりも、死または死後に対して漠然《ばくぜん》と不安を抱える患者は少なくありません。がんになれば死の不安が襲ってくるのは当然ですが、私は「ほっとけ、気にするな。『クオリティ・オブ・デス』ですよ」と微笑み、「死後のことは誰にもわからないから、不安になる気持ちはわかる気がしますよ」といいます。そして、自分が死んだら天国で何をするのかを教えます。

「私は死んだら、天国でカフェを開くのが夢なんですよ」と切り出すと、大抵の方は「天国でカフェって何ですか?」と驚きます。「夢なんですよ。死後のことは誰にもわからないんだから、夢をもつのも勝手でしょ?」と笑うと、「そうですね」と患者も笑います。

「私は尊敬する勝海舟と新島襄、内村鑑三、新渡戸稲造、南原繁、矢内原忠雄、吉田富三、癌研でお世話になった菅野晴夫先生、アメリカでお世話になったアルフレッド・クヌッドソン先生、そして私を入れた一〇名でカフェを開きます。どうです、豪華なカフェでしょう?」というと、「やっぱり夢は大きいほうがいいですよね。私も死んだらどうするか考えてみます」と明るく答えてくれます。

死後の夢をもつ。こんな素敵なことがあるでしょうか。心を穏やかにする方法はいくらでもあると、私は思っています。

人との比較は無意味

がん宣告を受けて、「自分の人生は、いったい何だったんだろう」と悔やむ患者はたくさんいます。しかしこのように考える患者が、怠惰で自堕落な人生を送ってきたかといえば、決してそうではありません。むしろ一生懸命働いて、家庭のなかでも自分の役割を果たしてきた方がほとんどです。

それなのに自分の人生に意味が見出せないのはなぜでしょうか？　それはいつも他者と比較して自分を確認してきたからです。

誰でも人は幼いときから、勉強やスポーツはもちろん、絵を描いても歌を歌っても、順番をつけられたり比較されたりして成長します。自分の価値を確認するために、他者と比較する癖がついてしまっているのです。しかし他者との比較は人生において無意味です。

会社の出世コースから外れていても、慕ってくれる後輩の一人ぐらいはいるはずです。家庭をもって親として子どもの成長に幸せを感じているのではないでしょうか。中学校のときの地元の友だちからゴルフの誘いがあったり、楽しくお酒が飲める居酒屋の常連仲間がいるかもしれません。

つまり、経済力や出世などの肩書きなど関係なく、何気ない結びつきから自分を認めることが、人生にとってとても大事なことなのです。ただ、この大切さに気がついていない人がいかに多いことか。気がつきさえすれば「自分の人生は何だったのだ」という後悔はなくなるはずです。

私は対話のなかでこのように伝えて、いつも最後に「人生はいばらの道、されど宴会」という言葉を贈ります。がんになると毎日暗い気持ちで過ごしがちです。しかしすべてのできごとは、人生という宴会の余興だと思えば、少しは気が楽になるのではないでしょうか。

延命治療とどう向き合うか

たとえば骨転移になって、治療に効果が見出せないと医師が判断しました。このとき家族が何もいわなければ医師は延命治療を優先します。

延命治療をすると聞いて悩む家族は意外と多いものです。患者には少しでも長生きしてもらいたいとは思うものの、苦しむ姿をみると果たして本人は望んでいるのだろうかと悩みます。医師から延命治療の説明があったときは、家族は医師としっかり話し合って、その後の治療を決めることをお勧めします。

日本では安楽死は認められていませんが、尊厳死についてはさまざまな意見が交わされています。本人に判断能力があって意思表示できるときに「酸素マスクやカテーテルが必要になっても付けないでほしい」と希望すれば使わなくてもかまいません。

家族に延命治療を受けた方がいれば、そのときの経験をもとに医師と話し合いをすることはできますが、本人や家族が初めての場合、そこまで考えはおよばないものです。

延命治療で難しいのは、突然、酸素マスクやカテーテルが必要になるということです。家族が駆けつけたときには、すでに付けられていたという状況が大半です。一度取り付けると外すのは非常に困難です。

延命治療で悩んでいる家族を見て、いつも私は「『クオリティ・オブ・デス』の考え方が社会に浸透していれば」と思うのです。死について話す機会が増えれば知識が豊富になって、延命治療になる前に医師と話し合いをもつことができるはずです。

また、延命治療の課題として激痛と寿命の関係があります。激痛を抑える治療は寿命を縮める場合があります。しかし医師は患者の寿命を縮めるわけにはいかないので、激痛を抑える治療を避けて延命に努めようとします。

家族は患者の痛みを和らげたいと思ったら、医師と相談することをお勧めします。

人生の目的とは何か

奥さんに先立たれた七〇代前半の男性が、「がん哲学外来」に来て「妻が亡くなってから、何もやる気が起こりません。家に引きこもった生活で自殺しようと思ったこともあります」と悩みを打ち明けてくれました。

日本人を対象にしたある調査報告では、夫に先立たれた妻の余命は約二〇年なのに対して、妻に先立たれた夫の余命はわずか三年程度です。この差は、夫が妻に頼り切って生活してきたことが一因ではないかと想像できます。

奥さんに先立たれた男性が生きる気力を取り戻すためには、新しい生きがいを見つけることがいちばんいいと思います。新しい生きがいとは、この場合は「いままでと違った人生の目的」を指します。

ここで少し「人生の目的とは何か」を考えてみたいと思います。おそらく社会的地位や経済的安定、温かい家庭などを人生の目的と考える人は多いはずです。会社での出世など目に見える目標を達成しただけでは、人は本当の意味での満足感や充実感を得ることはできません。他者との比較による優越感や満足感があるだけです。社会的地位などは、人生の目的を達成するための手段にすぎません。人生の目的とそれを達成するための手段を勘違いしているのです。

誰にとっても、人生の目的は「自分の品性を完成に導くこと」です。内村鑑三の言葉を借りれば「品性の完成」です。

つまり社会的地位などは、品性を完成するためのプロセスの一つにすぎないのです。逆にいえば、人生の目的は品性の完成の一つだけですが、そこにいたるプロセスは無数にあるということです。

大切な人を亡くして生きる気力を失った方は、自分の品性を完成に導くことを新しい生きがいにしてください。すぐに気持ちに変化が現れなくても、いずれ青空を見つけることができるはずです。

最後の五年間がいちばん大切

「がん哲学外来」の対話で、「最後の五年間がいちばん大切ですよ」と伝えることがよくあります。すると患者は、「え？　だっていつ死ぬかわからないのに、最後の五年間というのは無理があるんじゃないですか？」と聞き返します。

それに対して私は「そうですね。いつ死ぬかはわからないなら、今日も明日も最後の五年間だと考えてみるということです。死期が迫っているかどうかに関係なく、『明日死んでもいい』という気持ちで暮らしているかどうかが肝心なんです」と答えます。

それでも何をいっているのかわからないという表情をしたら、「余命宣告をされても自暴自棄にならずに、日々を大切にする。その練習のために今日から『最後の五年間がいちばん大切』という気持ちで過ごしてみましょう」とつけ加えます。そうすると患者は納得してうなずいてくれます。

病院で寝たきりの患者のなかでも、表情が穏やかな方もいれば、悲壮感が漂っている方もいます。誰でも最後は亡くなるわけですが、最後の五年間を穏やかに過ごせる人は、自分の心も周囲の人たちの心も温かくすることができます。

穏やかな患者には、見舞い客を慰める力があります。見舞いに来て患者を慰めようと思っているのに、患者に慰められている見舞い客は結構多いものです。

要するに寝たきりの患者にも、周囲の人たちを癒す力があるということです。病気の自分にもパワーがある。寝たきりになってもパワーがある。そう信じて最後の五年間を過ごすことができれば、内村鑑三がいう「人生の目的は品性を完成するにあり」を実践したことになるのです。

品性を完成するために長所を伸ばす

内村鑑三は「人生の目的は金銭を得るにあらず、品性を完成するにあり」「品性とはその人がもって生まれた性格を指している」といっています。品性がその人の性格なら、「品性の完成」は自分の性格を極限にまで高めていくことという意味になります。

たとえば、せっかちな性格の人がいます。せっかちには長所と短所があります。長所は決断が早く行動力があるなどで、短所はケアレスミスが多く自分のペースを人に押しつけがちなどがあります。

人の性格には長所と短所があるのは当たり前なので、長所を伸ばしていくことが品性の完成につながります。自分の性格をより良いかたちにしていくわけです。長所を伸ばすためには、多くの人たちと交流してその人たちの良い部分をどんどん吸収していく方法が良いと思います。

人と交流するときに心がけるポイントは、気持ちを空っぽの器にすることです。人は空っぽの気持ちを感じて、あなたに好感をもつでしょう。そして空っぽの器に豊かな水を注いでくれるはずです。豊かな水を栄養にして、あなたは自分を高めることができるでしょう。

人と交流をもつといっても、そう簡単に出会いがあるとは思えません。あせらずに散歩でもしてください。心に余裕をもって行動していれば良い出会いがあるはずです。決してせっかちに結論を急がない。これがコツです。

対話を通じて良い品性にする

もう少し品性について考えてみましょう。品性は道徳的基準からみた性質や人格のことなので、「品性を完成する」というのは、その人の性質や人格を良いものにするという意味になります。

性格は生まれながら備わっている部分が多く、さらに環境によってつくられていきます。さまざまな影響を受けながらも、努力で良い方向に向かっていけば品性を完成することができます。

たとえば、ある人の性格はAさんにとっては良い性格でも、Bさんにとっては悪い性格だということはよくあります。ここでいう良い性格は「人のために行動する」ことです。自分のことだけを考えているようでは良い性格とはいえません。自己放棄して人のために行動する。自分の与えられた性格を人のために使う。これが良い性格であり良い品性です。

私は患者の風貌を見て心を読むわけですが、これは患者の性格を知るということです。その患者がお節介な性格なら、お節介を直すのではなく良いお節介になるための対話をします。

患者が打ち解けてきたところで、「何か人のためにやったら?」「メディカルカフェを開いてみたら?」と具体的に行動を促します。患者の性格を理解して合っていると思うことを勧めるので、患者も「自分のことを理解してくれている」と感じて、普段なら行動に移さない方でも「仕方がないからやってみようかな」という気持ちになります。もともとお節介なので、一度行動に移せばあとは積極的に活動します。

このように「がん哲学外来」では、その患者の個性に適した方法で品性の完成の手助けをしています。

人生から期待される存在に

私たちは自分の人生に夢を膨らませることがあります。しかし残念なことに、人生に期待をすると失望に終わります。ですから「人生に期待をする」のではなくて、「人生から期待される」存在にならなくてはなりません。

人生から期待されるというのは、どういうことだろうと思った方は多いでしょう。まず、人生に期待をするというのは未来に望みを託すことで、未来に向かって長きにわたり広がるイメージがあります。それに対して人生から期待されるというのは、「いま」という時間のなかで自分を捉えるイメージです。何かが「いま」自分に期待しているという意識です。

「人生に期待をする」から「人生から期待される」に認識を変えると、自分の役割や立ち位置がはっきりして、いま自分は何をすべきかが明確になります。

「私たちが生きることから何を期待するかではなく、むしろひたすら、生きることが私たちから何を期待しているかが問題なのだ、ということを学び、絶望している人間に伝えなければならない」

これはヴィクトール・フランクルの著書『夜と霧』の一節です。『夜と霧』はアウシュビッツ強制収容所の生活を通じて、人間の精神を考察したものですが、この一節は過酷な状況のなかで生きる意味を考えて、紡ぎ出した言葉だといえるでしょう。

がんに身体が蝕《むしば》まれているという過酷な状況のなかで、生きることが自分から何を期待しているかを考えて、家族や周囲の人たちに伝えていきたいものです。

マイナス×マイナス＝プラス

もうずいぶん前の話です。拒食症を経験したある少女の話を聞いたことがあります。その少女の話は私に「マイナス×マイナス＝プラスの法則」を教えてくれました。

少女は両親と姉の四人家族で育ちました。少女が拒食症になると、両親の仲が悪くなり喧嘩が絶えなくなって、少女と母親は別居します。少女の拒食症が良くなることはなく、しかも母親は疲労してしまいました。

少女は本格的な治療を受けるために、アメリカの摂食障害施設に入ることになりました。その施設では月に一回、家族が訪問して本人を交えてミーティングを行います。

日本から両親と姉が来て、施設のスタッフも同席して大きな円形のテーブルを囲みました。するど、スタッフは静かな声で「みなさん、一度立ってください」といいました。何だろうと思いながら、家族四人は立ちます。そして「テーブルが背になるように、後ろを向いてください」というスタッフの指示で、四人の家族は後ろを向きました。

ひと呼吸おいてスタッフは、「みなさんはこういう家族です。わかりますか？　心が向き合っていないのです」といったのです。

家族同士は顔が見えない状態です。もちろん少女も三人の顔を見ることはできません。しかしそのとき父親の嗚咽が聞こえてきたのです。続いて母親のすすり泣く声も聞こえてきました。その日以降、少女の拒食症も回復に向かいました。

そのミーティングをするまで、私にはお父さんとお母さんはプラスに見えていたんです。拒食症の私はマイナスです。でも、人前で泣いているお父さんとお母さんはマイナスに見えたんですと、彼女は説明してくれたそうです。

同じ人間でも、プラスのときもあればマイナスのときもあるんですね。後ろ向きに立ったとき、両親も私もマイナスでした。マイナス×マイナス＝プラス。だから、私たちはプラスの家族になれたんです。少女はそういったという話です。

元気な人を「プラス」、気落ちした人を「マイナス」とします。

私たちの日常生活を見渡しても、元気な人は元気な人と一緒にいます。気落ちした人といると自分のテンションも下がってしまうからです。

一方で、気落ちした人は元気な人と一緒にいると圧倒されて、さらに憂うつな気分になってしまいます。これを式で表すとプラス×マイナス＝マイナスです。

こう考えると、気落ちした人が元気になるためには、同じ気落ちした人と一緒にいる状態が理想的です。これがマイナス×マイナス＝プラスの法則です。

自分だけではないことに気がつく

気落ちした人が元気になるために気落ちした人と一緒にいる風景を想像して、「本当にプラスになるのかなあ」と考えた方も多いと思います。

まず、苦しみのなかにいる人たちに接することで、自分だけが苦しいのではないことに気がついて心が解放され、一歩踏み出す勇気をもつことができます。誰か一人が動けば、それに続く人が出てきて、マイナス×マイナス＝プラスの法則が動き出すのです。

苦しいと思っている人でも、自分より苦しい状態の人がいることを知ると、「この人のために自分にも何かできるのではないか」という意識が芽生えます。マイナス思考からプラス思考に変化するわけです。

また、多くの人と交流することで前述の拒食症の少女がいうように、一人の人間のなかにプラスの状態とマイナスの状態があることも知るでしょう。「いま自分はマイナスの状態だけど、プラスの状態に変わることができるはずだ」というように、自分を俯瞰《ふかん》することができるようになります。

この俯瞰こそが、自分を変える第一歩になって、ほかの人のために役立つという使命に気がつくきっかけになるのです。

第六章

「がん教育」はなぜ必要か？

「がん教育」にいたるまでの法整備

二〇〇七年、「がん対策基本法」が施行されました。これはがん対策の充実のために制定された法律で、成立された背景には、がんが国民の生命や健康に重大な問題になっている現状や、がん患者やがんだった方の支援が問題視されたことが挙げられます。

さかのぼれば一九八一年、がんが日本人の死亡原因の第一位となったことから、政府は「対がん一〇か年総合戦略」「がん克服新一〇か年戦略」などを推進してきました。そして、がん対策基本法に基づいて「がん対策推進基本計画」（二〇〇七年）が制定されます。

がん対策推進基本計画には「子どもに対しては、健康と命の大切さについて学び、自らの健康を適切に管理し、がんに対する正しい知識とがん患者に対する正しい認識をもつよう教育することを目指し、五年以内に、学校での教育の在り方を含め健康教育全体の中で、がん教育をどのようにするべきか検討し、検討結果に基づく教育活動の実施を目標とする」とありました。

第二期がん対策推進基本計画（二〇一二年）で「がんの教育・普及啓発」が示されて、二〇一六年にがん対策基本法が改正されます。この改正によって「国民ががんに関する知識とがん患者への理解を深めることができるように、学校や社会でがんの教育推進に必要な施策を講じること」という責務が国と地方公共団体に課されます。

そして第三期がん対策推進基本計画（二〇一七年）の「外部講師の活用体制を整備し、がん教育の充実に努める」を受けて、文部科学省は新学習指導要領（中学校および高校の保健体育科）にがん教育の扱いを明記しました。

このような流れを経て小学校は二〇二〇年度から、中学校は二〇二一年度から、高校は二〇二二年度から「がん教育」がスタートすることになりました。

「がん教育」の基本的な考え方

文部科学省の「学校におけるがん教育の在り方について（報告）」（二〇一五年）を見ていきましょう。

この報告における「学校におけるがん教育の基本的な考え方」を要約してみます。

・がんをめぐる状況を踏まえると、学校の健康教育でがん教育を推進することは意義のあることである。

・児童や生徒を取り巻く環境が大きく変化し、健康教育もそれに対応したものであることが求められる。
・がんの理解やがん患者に対する正しい認識を深める教育は、不十分であると指摘されている。
・がんを学ぶことで健康に対する関心をもち、正しく理解し、適切な態度や行動をとることができるようにする。
・がん教育はがんをほかの疾病《しっぺい》などと区別して特別に扱うことが目的ではない。
以上の内容などが述べられています。

同じく「基本的な考え方」における「がん教育の定義」では、主に次の内容が述べられています。
・がんについての正しい理解と、がん患者や家族などのがんと向き合う人々に対する共感的な理解を深める。
・自他の健康と命の大切さについて学ぶ。
・共に生きる社会づくりに寄与する資質や能力の育成を図る。
続いて「がん教育の目標」では、主に次の内容が述べられています。
・がんを正しく理解できるようにする。

・がんは身近な病気で、がんの予防や早期発見、検診などにも関心をもち正しい知識を身につける。
・がんを通じてさまざまな病気にも理解を深め、健康の保持増進に役立つ内容にする。
・自己のあり方や生き方を考え、共に生きる社会づくりを目指す態度を育成する。

以上は、子どもを育てる保護者世代はもちろん、多くの大人にとって学校教育が大きく変わっていることを実感する内容ではないでしょうか。

学校の先生方と交流する

私は二〇一六年度から三年間、実践研究「がん哲学外来を基盤にしたがん教育・対話学の確立」に関与しました。この実践研究では「がん哲学外来」の経験を活かして、東京都文京区の小学校と中学校で「がん教育」の授業を行いました。また、教員向けの講座も開いて、「がん教育」システムの確立を現場の先生方と一緒に考えました。

そして文京区教育センターと協力して「小学校がん教育検討委員会」に参画しました。ここでは区立小学校の校長や教務担当主幹教員、体育主任、養護教員などと議論を重ねて、指導資料「文京区モデル　小学校におけるがん教育」をつくり、区民や学校の協力を得て公開講座を行いました。

さらに順天堂医院では、夏休みに学校の先生を招いて研修会を実施しました。「がん教育」を行うにあたって、学校の先生にも学習の場があるわけです。

このような研究や活動は、私にとって有意義なものでした。なぜなら、学校現場の先生方といろいろ話し合うなかで、『『がん哲学』は『がん教育』に応用できる。とても有効だ」と確信をもつことができたからです。

「がん教育」と「がん哲学」の調和

前述したように文部科学省の「学校におけるがん教育の在り方について（報告）」には、「がんについての正しい理解と、がん患者や家族などのがんと向き合う人々に対する共感的な理解を深める」とあります。つまり学校の先生方は、がんの知識と同時にがん患者に向き合う心を教えなければならないのです。どう教えていいか戸惑う先生も多いでしょう。

がん患者との向き合い方の指導に躊躇《ちゅうちょ》して、生物学的な説明ばかりになってしまう可能性があります。人間学的な部分が欠落すると、「がん教育」は生徒にとって退屈なものになってしまいます。

このような議論をするなかで、「がん哲学」を「がん教育」に導入できないかという意見がありました。「がん哲学」は生物学と人間学からがんを考えるものです。「がん哲学」はがん患者をはじめ家族や周囲の人たちの気持ちの問題を考えていくものなので、矛盾することなく「がん教育」と調和できると私は考えています。

ですから学校の先生方が、「がん教育」と向き合うにあたって、「がん哲学」の「がん教育」における有効性を理解して学んでくれれば、「がん哲学」の内容をそのまま教室で紹介しなくても生徒の心に響く授業ができるはずです。

がんの家族と向かい合う心構え

高校の「がん教育」では、予防や生物学的な知識を教えることに重きを置きます。それに対して小学校では知識よりも心構えを学ぶことを優先して、中学校では小学校と高校の教育要素を合わせた内容になります。

すでに全国各地の小学校で「がん教育」が行われていますが、がんやがん患者と向き合う心構えの教育が十分になされているのかが心配です。

子どもたちは心構えを学び自分で考えることで、命の大切さに気がつくでしょう。このような学びを子どもの頃から経験することは、自分らしく生きることにもつながり、とても意義のあることです。

たとえば、同居している祖母ががんになったとします。リビングルームで子どもはゲームをしていて、祖母はテレビを観ている。会話はありません。それでもかまいません。お互い視界に入る範囲に一緒にいる習慣が大切なのです。いままでそういう習慣がなくても、一緒にいて苦痛にならない心構えを身につけることが重要です。

がん患者の見舞いに行って、何を話していいのかわからず、困って早々に部屋を後にしたという経験をもつ人は多いものです。心構えを学んだ子どもは、黙ってベッドサイドに座っていることができるようになります。なぜなら、座っているだけで患者に寄り添っていることを「がん教育」で学んでいるからです。

苦痛のなかにいるがん患者と一緒にいるのが苦痛にならない人間になることが、「がん教育」の目標の一つなのです。

「がん教育」は、予防よりも心構え

「がん教育」における予防と心構えについて、もう少し考えてみましょう。小学校の「がん教育」がどういうものか具体的に理解してもらうために、次のサンプル文章があります。

「がんになる理由は生活習慣と関係があります。がんにならないように気をつけるためには、たばこは吸わない、お酒は飲み過ぎない、スポーツなどで身体を動かす、栄養バランスのよい食事などを心がける必要があります。がんを予防するために、このような健康的な生活習慣を身につけましょう。しかし、がんになる理由には生活習慣以外にもいろいろあって、原因がわからないことが数多くあります」

このような内容で予防を中心に小学校では「がん教育」が行われています。たしかにいまの日本人のがんに対する意識は、「健診や検査を受けましょう」という予防を中心にしたものです。実際に予防意識は向上して、三〇年前や二〇年前と比較すると健診や検査を受ける人は増えています。しかし残念なことに、現実は二人に一人ががんになっているのです。

「がんは予防はできない」と考えたほうが現実的だと私は思っています。では、予防が難しいならどうしたらいいのでしょうか。自分や家族などががんになったときの心構えを個人的に身につけ、さらに心構えが定着した社会をつくるべきだと私は考えます。

予防の知識を身につけることは大切ですが、予防を強調すると、たとえば親ががんになったときに子どもは、「たばこを吸っていたから、がんになったんだ」「生活習慣が乱れていたから、がんになったんだ」と否定的に見るようになってしまいます。

ですから、小学生や若い人たちに身につけてほしいのは、予防よりも心構えなのです。予防の知識だけ覚えても、家族などががんになったときの心構えがなければ本末転倒です。現実に向き合える「がん教育」でなければならないと私は考えています。

しかし社会の動きは予防中心なので、その動きに反するとまではいかないにしても、学校の先生が心構えを中心に教えるのは大変だと思います。

小学生にも大学生と同じスライド

私は東京都の「文京区小学校がん教育検討委員会」のスーパーバイザーを務めていた関係で、実際に文京区の小学校に行って、児童を対象にがんの授業をしています。

文京区には小学校は二〇校あって、私はこれまでに複数の学校で授業をしました。六年生と五年生、または三年生に対して授業をしましたが、さすがに六年生になると、がんの知識をもった児童が一気に多くなります。

私は小学校で授業をするときも、大学で使用しているスライドをそのまま使って説明します。さらにいえば、講演会でお客さんのほとんどが七〇代や八〇代であっても、大学生と同じスライドを使います。

昔から私は、相手が誰でも何歳でも、同じスライドを使うという方針でやってきました。小学生と大学生では強調点は若干異なりますが、スライドも言葉使いも同じです。小学生を前にすると「みなさん、どうですか？」などと言葉使いを変えて説明をするものですが、私はそういうことはしません。ただし授業時間は違います。普段の時間割に合わせて小学生は四五分、大学生は九〇分です。

私の授業を聴いている子どもたちは、多くの部分をわかっていません。だけど瞳を輝かせて熱心に聴いています。わけがわからない部分に逆に興味をひかれるのでしょう。私としては、すべては理解できなくても何か一つでもつかんで、それがきっかけになればいいと思っています。何かの断片が子どもの心に残ればいいという考え方です。

教育は忘れた後に残る

小学生に大学のスライドを使用しても、少なくとも寝る児童はいません。質問もたくさん出ます。一方で大学生は半分は寝ています。外国人の学生に講義をする機会がありますが、外国人の学生は寝ません。講義中に寝るのは日本の大学生の特徴で、とても不思議な現象です。

小学生に顕微鏡で拡大した正常細胞とがん細胞のスライドを見せます。細胞自体を初めて見る児童がほとんどです。小学生でも理科の時間に顕微鏡を使うことはありますが、花びらや昆虫の羽などを観察する場合で、人間の細胞、しかもがん細胞を見るのは興味深い経験になるはずです。

私は授業の最後に童謡の「犬のおまわりさん」の歌詞を紹介して、「犬のおまわりさんは、泣いてばかりいる子猫ちゃんの横で、困ってしまってワンワンいうだけ。それがいいね」と話します。どうしてそれが良いのか明確な理由は説明しません。

南原繁の言葉に「教育というのは、すべてものを忘れた後に残る」というものがあります。小学校の教室で受けた私の授業のほとんどが理解できなかったとしても、その児童が三〇歳、四〇歳になったときに「そうか、そういうことだったのか。自分は何もしなくていいんだ。ただ一緒にいるだけでいいんだ」と気づいてくれればそれでいいのです。

「犬のおまわりさん」のほかには、ドイツの詩人ヨハン・ゲーテ（一七四九〜一八三二）の「涙とともにパンを食べた者でなければ、人生の味はわからない」やマザー・テレサ（一九一〇〜一九九七）の「小さなことに大きな愛を込める」という言葉も小学生に紹介します。

がんを家族で語る

子どもが「がん教育」で学んだことを家庭で話し合う。これも「がん教育」の大切な部分です。

がんはどういうものなのか、どうしたらがんを予防できるのか。そして、がんに寄り添うとはどういうことなのか。学校で学んだことを、ぜひ家族の会話にしてほしいと思うのです。

たとえば、子どもが「若いネズミと年寄りのネズミにがん細胞を植えたら、どっちが早く大きくなるでしょうか？」と学校で習ったことをクイズにします。お母さんは「若いネズミでしょ。がんは若い人のほうが進行が早いっていうじゃない」と答えます。「ブー！答えは年寄りのネズミです」と子どもは得意げに正解をいって、「正常細胞にはがん細胞を抑える力があるんだよ。若いネズミの正常細胞は増えるから、がん細胞が増えるのを抑えられるけど、年寄りのネズミの正常細胞は増えないから、がん細胞が増えてしまうんだ。がん細胞ができても周囲の細胞がしっかりしていれば、がんを抑えられるって今日習ったんだ」と子どもは得意満面です。

良い教育には波及効果があります。こういう親子の会話から、いままで面倒くさがっていたお父さんも「がん検診に行かなくちゃ」と思うでしょう。

先生の言葉に心がこもっていれば

「がん教育」に取り組む先生の心構えも大切です。まず当然のことながら、予防をはじめがんの生物学的な勉強をしなければなりません。生物や化学を勉強した先生なら、がん細胞の写真を見たことがあるかもしれませんが、多くの先生は見たことがないでしょう。写真を見るなど基本的なところから、がんを学習する必要があります。そして小学生が興味をひくように説明しなければなりません。

たとえば、次のようなクイズにしてみてはどうでしょうか。

「一匹のマウスの背中に、AというがんとBというがんを植えます。そしてAを取り除きました。残ったBはどうなると思いますか?」とたずねます。「何も変わりません」と答える児童がほとんどでしょう。

「正解は『残ったBは大きくなる』です。どうしてかというと、がん細胞はお互いにお互いを抑えているからです。だからAがなくなると、Aの抑える力がなくなって、残ったBは大きくなります」と先生は正解を教えて、「だから、がん細胞は取り除けばいいというものじゃないんです。また、面白いことに『がん細胞で起こることは、人間社会でも起こる』といわれています。たとえばグループをつくると苦手な人がいるかもしれません。でも、その苦手な人をグループから外すと、それまで仲の良かった人同士のバランスも崩れてしまいます。仲良しだけのグループは、最初はいいかもしれないけど、すぐに問題が起こります。グループががん化してしまうんです」と続けます。

生物学から人間学に話が広がると、きっと児童は「がん教育」に興味をもってくれるはずです。「がん教育」で大切なことは「がんになった人は、決してかわいそうな存在ではない」ことを教えることです。二人に一人がなる病気に対して、同情や哀れみという感情は正しくありません。しかし死を意識する病気であることはたしかです。どうやってこの繊細な部分を子どもたちに教えたらいいのか。苦労している先生は少なくないでしょう。

家族ががんになったら家でどう接すればいいのか。同級生ががんになったら教室でどう接すればいいのか。その心構えはともすれば、同情や哀れみになってしまう繊細なものです。ここを乗り越えるためには、先生方は自分の人生観を真正面から、子どもたちにぶつける必要があるでしょう。

しかし子どもたちは、すぐにその言葉を忘れてしまうでしょう。しかし先生の話が心がこもった本当のものなら、何年後かに、何かの局面で子どもたちは思い出すはずです。ぜひ先生方には「教育とは忘れた後に残っているもの」という南原繁の言葉を信じてほしいと思うのです。

つけ加えるなら、先生の話に心がこもっていればその話を忘れてしまっても、そのときの先生の風貌や真剣な表情を子どもたちは思い出すかもしれません。大切なのは、「何をいったのかではなく、誰がいったのか」で、教育とは教えることではなく示すことではないでしょうか。

子どもたちの質問の例

ここでは、子どもたちからよく質問される内容をサンプル文章にしてみました。私が子どもたちの質問にどのように回答しているか参考にしてください。

質問例：私はまだ重い病気になったことがありません。がんや入院するような病気になったら、どういう気持ちになりますか？

回答例：人は病気になったり怪我をしたり、嫌なことが起こったとき、「どうしてこんなことになってしまったんだろう」と落ち込みます。がんになった人のほとんどは「どうして、がんになってしまったんだろう」と絶望します。これが質問の答えです。

がん患者は「どうして？」と考えます。でもいくら考えても答えは出ません。なぜなら答えなんかないからです。答えがないなら、その悩みを一度横に置いて、どうやって目の前の現実に対応するかを考えたほうがいいと先生は思っています。

たとえば雨が降っています。傘をさすか、レインコートを着るか、コンビニで雨宿りをするか、家から出ないか。どれを選ぶかは本人の自由です。とにかく雨は降っているので、何を選ぶかを自分で決めなければなりません。「何で雨なんか降ってきたんだろう?」と考えても答えが出ないように、「何でお母さんはがんになってしまったんだろう?」と考えてもその答えはありません。答えがないなら、家族ががんになっても困らないように、いまから心構えを準備しておくといいと思います。

質問例：私の家族は入院の経験がありません。もし親ががんになったら、小学生の私に何ができますか?

回答例：がんになったのがお父さんだとします。たぶん「入院しているお父さんのところに着替えを持っていって」などの用事をお母さんから頼まれるはずです。そのときは進んで手伝うようにしてください。そして病院に行ったら、ベッドのところに座っていましょう。届け物をしてちょっと話をしたら、ほかに何もすることがなくて座っているだけでも、息がつまるかもしれません。何も話すことがなくても、三〇分ぐらい座っていてあげてください。それだけでお父さんはうれしいはずです。お母さんとも一緒にいる時間をつくりましょう。「お母さんはお父さんが入院して、きっと大変だ。私も何かしなくちゃ」と頑張らなくても大丈夫です。「余計なお節介」になってしまうかもしれません。とにかくリビングでお母さんと一緒にいる時間を多くして、何か頼まれたらそれをやるだけでいいのです。それなら「余計なお節介」にはなりませんね。

質問例：がん患者さんの病気以外の悩みは何ですか？

回答例：がん患者さんの悩みの三分の一は病気に関するものです。残りの三分の二は人間関係の悩みです。人間関係のほとんどは職場と家族のものですが、ここでは家族の悩みについて話をしましょう。

がん患者さんが家族に何を感じているかというと、まずは「心ないひと言」に傷ついています。がんになった人の心が弱っているのは当たり前です。そこに「お前が病気になったから掃除とか大変だよ」といったら、悪気がなかったとしてもそんなひと言に傷つきます。いままでは「何いってんのよ、掃除するのは当たり前でしょ！」といい返していた強いお母さんでも、落ち込んでしまうのです。

また、「余計なお節介」にストレスを感じている患者さんもたくさんいます。「テレビでやってたけど、このジュースはがんに良いらしいよ」「あの病院大丈夫？変えたほうがいいんじゃないの？」など本人が頼んでもいないのに、自分の思いだけで親切の押し売りをするのは「余計なお節介」です。

では、お節介がすべて悪いかというとそんなことはありません。基本的に人はお節介を焼いてもらうのが好きです。「これにしなさい。それはダメ」と押しつけるのではなく、がん患者さんと対等な目線で共感や心づかいができて、がん患者さんが困ったときに、そっとそばにいられる。相手が必要としていることに、その通りだと感じて行動するのは「偉大なるお節介」です。「偉大なるお節介」なら焼いても良いのです。

質問例：がんが治らないと、患者さんの悩みはなくならないと思いますが。

回答例：たしかにがんが治らないと、患者さんの悩みは解決しません。しかし解決できない悩みでも解消することはできます。

がんの悩み以外に、何か興味をもつものを見つけられれば、がんの悩みは小さくなります。それまではがんが心のほとんどを支配していたとしても、熱中できるものが見つかればがんの心の支配率は下がります。これが解消です。

解決できない悩みを解消するには、誰かと話をするのがいちばんです。みなさんも誰かに悩みを打ち明けて気持ちが楽になったり、何か熱中できることが現れると、いままで悩んでいたことがウソのように忘れてしまったりした経験があるでしょう。または、その日嫌なことがあっても、家に帰ってペットの猫や犬が寄り添ってくれるだけで気持ちが癒されることもあります。

今後、みなさんの周りにがんなどの病気で悩んでいる人が現れると思います。そのときのために、いまから困っている人に手を差し伸べられる練習をしておくといいと思います。困っている人がいたら、自分には何もできないと思っても、会話がなくても、ペットの猫や犬のようにそばにいることが、実はとても大事なのです。その練習をしましょう。何が大切かを教えてくれる先生は犬や猫などのペットです。

私は小学校でこのようなやり取りをします。家族にがん患者がいるのか、泣きながら聞いている児童もいます。

がんの知識や予防を覚えるのも大切ですが、私は子どもたちに対して、自分とは異なる他者の存在を認める大切さを伝えたいと思っています。誰にでも与えられた使命や役割があることを、早い時期から心に留めてほしいのです。「がん教育」は、心を豊かにする教育でもあるのです。

親が前を向いている姿に、子どもは

人間は自分の寿命に気づきません。とくに病気に無縁で生活してきた方の多くは、漠然《ばくぜん》と「自分はあと何十年も生きる」と思っています。でも人間は必ず亡くなります。

ですから健康なときにこそ、自分の生きがいや使命、役割についてしっかり考えておいたほうがいいと思います。また、自分や家族などががんになったときに、そのがんとどう向かい合うかという心構えを身につける訓練をしておくことが大切です。

とくに若い人たちには、がんを考えることで人生や命について学んでほしいと思います。がんになった人やがんで亡くなった人を、簡単にかわいそうだと決めつけてほしくないのです。その人が何を感じて考えていたか、どのように生きてきたのか。そういう深いところを想像する力を養ってほしいのです。

学校の先生や保護者は、子どもにがんの知識を教えればいいということで終わらせてはいけません。生きることや命については、保護者も先生も子どもたちも同じ土俵で考えることが大切だと思います。

私が「がん教育」の大切さを痛感するのは、「がん哲学外来」でがんに悩む親とその子どもに出会ったときです。

小学生の子どもをもつお母さんが、がん告知を受けました。当然、目の前が真っ暗になって、何日経っても未来を考えられません。子どもにも暗い顔を見せてしまいます。

しかし、がんに悩みながらも落ち着きを取り戻して、子どもにも自分ががんであることを伝えると、徐々にではありますが、いままで通り子どもに笑顔で接することができるようになりました。

すると、子どもの態度にも変化があったというのです。元気のないお母さんを見ることほど、子どもにとってつらいことはありません。ところが、がんに負けずにお母さんが前を向いて頑張りはじめると、子どもは勇気づけられて「自分もしっかりしなくちゃ」と考えるようになったのです。これが本当の「がん教育」ではないでしょうか。

解決できない状況に立たされた人が、それでも前向きに歩き出すとその姿に人は感動します。この感動こそが、真の人間教育です。

がんになった親の姿を見て、子どもは人間を学んでいく。がんは必ずしも死だけを意味する病気ではありません。患《わずら》った親がどのように子どもに生き方を伝えるか。与えられた現実を、いかに子どもの教育にするのかを考える時代を迎えたのです。

おわりに

筆者は、二〇二一年七月一日、新渡戸稲造から学んだ河井道が、初代学園長である学校法人恵泉女学園の九代目理事長を拝命することになった。

●新渡戸稲造の精神

1．間断なき努力は進歩の要件
2．自分の力が 人に役に立つと思うときは 進んでやれ
3．「汝のそば近くにある 義務を果たせよ」

「一九一九年パリ講和会議が開催されている頃、『スペインかぜ』がフランスでも猛威をふるっていて、パンデミック（世界流行）で、感染者六億人、死者四〇〇〇万～五〇〇〇万人にも達したと推定されている」と、以前に聞いたものである。そのとき、新渡戸稲造はパリにいて、その後、国際連盟事務次長に就任している。トーマス・カーライル（Thomas Carlyle）の影響を受けた新渡戸稲造は、「common sense（社会常識）を備

えもった柔軟性のある人格者」と謳われている。

「コロナ時代の生き方」が問われている現在、「新渡戸稲造なら、何と語るのであろうか?」の静思の日々である。「やるだけのことはやって、後のことは心の中で、そっと心配しておれば良いではないか。どうせなるようにしかならないよ」(勝海舟)の言葉が、鮮明に蘇る日々である。まさに、「ひとり、静まる時をもちましょう」は、読書の原点でもあろう。

本書が、少しでも『何を学ぶか』も大事だが、それ以上に『誰に出会うか』がもっと大切である」のお役に立てば、幸いである。

二〇二一年一〇月
樋野興夫

一般社団法人 がん哲学外来　ホームページ

http://www.gantetsugaku.org/

「がん哲学外来」の活動を全国へ展開していくことを目指し、2009年に設立された。「がん哲学外来」とメディカルカフェの開催、がん患者や一般市民を対象としたシンポジウムやセミナーの開催、がん哲学外来市民学会の開催、がん哲学外来コーディネーター養成などの活動を行っている。

映画「がんと生きる　言葉の処方箋」公式サイト

https://kotobanosyohousen.wixsite.com/website

がん患者の苦しみを言葉で癒やす「言葉の処方箋」を処方する「がん哲学外来」から生まれたメディカルカフェを舞台にしたドキュメンタリー映画。がんになっても明るく生きる患者の姿を通して、がんとともに生きることへの勇気や人生の希望を見出していく。野澤和之監督作品、2018年製作。

著者略歴

樋野興夫（ひの　おきお）

医学博士。順天堂大学名誉教授。新渡戸稲造記念センター長。順天堂大学医学部客員教授。一般社団法人がん哲学外来理事長。恵泉女学園理事長。東京女子大学理事。

1954年島根県生まれ。癌研究会癌研究所、米国アインシュタイン医科大学肝臓研究センター、米国フォックスチェイスがんセンター、順天堂大学などを経て現職。2008年に「がん哲学外来」を開設、がん患者と家族を対話を通じて支援する活動を続けている。

2002年癌研究会学術賞、2003年高松宮妃癌研究基金学術賞、2004年新渡戸・南原賞、2018年朝日がん大賞、長與又郎賞。

『がんと暮らす人のために　がん哲学の知恵』（主婦の友社）、『こころにみことばの処方箋』（いのちのことば社）、『がん哲学外来へようこそ』（新潮社）、『あなたはそこにいるだけで価値ある存在』(KADOKAWA)、『「今日」という日の花を摘む』（実業之日本社）、『がんばりすぎない、悲しみすぎない。「がん患者の家族」のための言葉の処方箋』（講談社）、『楕円形のこころ　がん哲学エッセンス』（春秋社）、『明日この世を去るとしても、今日の花に水をあげなさい』（幻冬舎）、『がん哲学のレッスン　教室で<いのち>と向きあう』（かもがわ出版）、『生きがいに気づく、いい言葉』(PHP研究所)など著書多数。

編集協力
　有限会社椎野企画

制作
　須田諭一

ブックデザイン
　株式会社デザインコンビビア（飛鳥井羊右）

がん細胞から学んだ生き方
「ほっとけ 気にするな」のがん哲学

定価 (本体価格 1,800円＋税)

2021年11月30日　第1版第1刷発行

著　者　樋野興夫
発行者　佐藤　枢
発　行　株式会社 へるす出版
〒164-0001 東京都中野区中野 2-2-3
電話 (03)3384-8035(販売)　(03)3384-8155(編集)
振替 00180-7-175971
https://www.herusu-shuppan.co.jp

印刷所　三報社印刷株式会社

ISBN 978-4-86719-030-2